大活字本シリーズ

小児病棟の四季

細谷亮太

埼玉福祉会

小児病棟の四季

装幀　関根利雄

はじめに

私は小児科医、つまり子どもたちのために働いている医者です。専門は小児がんの治療なのですが、赤ちゃん検診もしますし、風邪や下痢などの子どもの病気の全般を診ます。このあたりが他科の専門医と違うところだと思っています。

子どもの周囲には親がいて、きょうだいがいて、おじいちゃん、おばあちゃんがいます。小児科医になって三十年、そんな人達とさまざまなおつきあいをして、いろいろな事を考えました。

考えたことのほとんどは時間の流れの中に紛れこみ消えていってし

まいました。でもほんの少しだけ私の記憶のカゴの中に残っているものもありました。

それを思い出しながら、4Bの鉛筆で原稿用紙を埋めてできあがったのが岩波書店のシリーズ「生きる」の中の『いのちを見つめて』です。一九九八年の春に刊行されたこの本は、今ではもう絶版になってしまいました。

何人かの読者の方から、どこかに残ってはいないだろうかとのお問い合わせをいただきました。その都度「ごめんなさい」のご返事をさしあげなければならず申し訳なく思っておりました。ですからこの度、岩波書店から文庫刊行の話があった時には、少しホッとしてとても有難く思ったのです。構成は、四季に沿ったものにまとめ直しました。

ＩＴ化が進む現代だからこそ人間と人間が自然を意識しながらしっかりつき合うことが重要になってくるような気がします。「いのち」について「生きる」ということについて、時々立ち止まって考えることが必要な時代になってきたのです。

この本がそのためのきっかけになってくれたらこれほど喜ばしいことはありません。

二〇〇二年四月

聖路加国際病院

小児科診察室にて

細谷亮太

目次

夏

秋

冬

春

りょうた君

自分で言うのもなんですが、「りょうた」というのは良い名前だと思っています。第一に、滅多にお目にかかることのないのが気に入っていました。実際、大学を卒業するまでに同じ名前の人と会ったことはありませんでした。わずかに、NHKの教育テレビで「良太の村」という番組があったこととと、住井すゑさんの小説「野づらは星あかり」というのに亮太という少年が登場したことぐらいが特筆すべきことでした。

しかし最近になって事態が一変したのです「りょうた」君がよくある名前のベストテンに入ってきたのですから、びっくりしてしまいました。

私のかかわった忘れられない患者さんリストの中にも一人、「りょうた」君が加わりました。去年のことです。

二歳の男の子で、末っ子の彼には八歳のお姉ちゃんと六歳のお兄ちゃんがいました。とても仲良しのきょうだいでした。

一月三十日に鼻水と咳がでて、良太君は近くのクリニックに連れていかれました。先生は風邪薬を下さいました。でも、熱がでて二日後の二月一日、耳を痛がるようになって耳鼻科にも連れていかれました。中耳炎でした。翌二月二日の未明からとても不機嫌になってお母さんを心配させていたのですが、その日の昼過ぎに突然、白眼をむいて、手足をつっぱるひきつけが起こりました。抱っこしていたお母さんは、おどろいて救急車を呼び病院に連れてきたのです。

口腔はよだれが一杯で、それを吸引して酸素を吸入させながら、さまざまな痙攣止めの薬が使われました。しかし、ひきつけは止まりません。より強い痙攣止めを使うために気管内にカニューレを入れて気道を確保して、なおも薬を使い、一時間半ほども経ってようやくひきつけはおさまりました。

脳のＣＴが撮影されましたが、ひきつけの原因になるようなものは見つかりませんでした。

腰のあたりの背骨と背骨のすきまから、細い針を脊髄腔に入れて、脳脊髄液を採取する腰椎穿刺と呼ばれる検査も救急室で行われましたけれども髄膜炎や脳炎を思わせるような所見はありませんでした。血液検査でも当日はそれほどの異常は見つかりませんでした。脳波をとってみると脳症と呼ばれる状態で、昏睡に近い波形もあったようです。

小児の神経を専門とするO先生がリーダーとなって診断を進めながら、脳圧を下げる薬を使うなどの治療も併行して行われました。翌日には肝機能が低下したことから、ライ症候群やヘルペス脳炎など難しい病気も疑われましたが、肝臓の組織の生検やウイルスの検索でも、どれとはっきり断定できる所見は見られませんでした。考えられるさまざまな治療が試みられたものの、二月六日ぐらいからは脳波もゆっくりになり、二月七日、入院して六日目には、突然呼吸が停止し、人工呼吸器につながれることになりました。脳のCTでは脳全体がむくんだ状態になっています。瞳孔に光を入れても全く反応がなく、脳波も全く平らになってしまいました。

子どもの脳死の判定は難しく、まだ定義がはっきりしていませんでした。おとなの判定基準にしたがえば、もう脳死の状態です。主治医のO先生から、つきそっていたお母さんに病状の詳しい説明がなされ、今後の恢復は望めないことが話されたのは二月十四日のバレンタインデーのことでした。

お母さんは、

「どれくらいもつのかわかりませんが、何とか最後まで頑張って欲しいなと思います。今、良太はどこにいるのでしょう。神様のもとへ行ったわけでもなく、宙ぶらりんで……」

と、聞いてきました。熱心なカトリックのご一家だったのです。主治医は、

「良太君の生きようとする力にまかせましょうね」

としか言いようがありませんでした。

その後も良太君の病状に改善は見られず、二月二十六日に脳血流シンチグラムをやってみたところ、大脳半球には全く血流がなくなっていました。

ただ眠り続ける良太君に一か月あまりも頑張ってつきそって、家族は、とても疲れてきていました。

ちょうどその頃のこと、夕方に病室の前を通ると、お母さんと良太

君が、窓から入ってくる夕日のスポットを浴びていました。神経は私の専門ではないので、良太君のご家族とも日常のごあいさつ程度のかかわりだったのですが、ふっとお見舞いをしたくなって中に入って、お母さんとしばらくお話をしました。

「このまま、ずっと人工呼吸器につながれっぱなしで、体を生かしておくのが本当に正しいことなのかどうかが良くわからないんです。良太の魂はどこにいるのか、どうして欲しいのかも聞けないし……」

「ほんとうにそうですね」

そんな答えしかできませんでした。

「神様が天国へ連れていってくださろうとしているのに、私がまだどうしても一緒にいたいと、無理をさせているために、良太もまよっているんじゃないか、などと考えてしまうんです」

「本人がああして欲しいとか、こうして欲しいとか言ってくれれば、周りの人は楽なんだけど、良太君はもう何にも言わなくなっているものね。でも、お母さん、この世の中で良太君のことを一番良く知っているのは、多分、お母さんだと思いますよ。お母さんが、このまま、もっとこうしていたいと思うということは良太君もそう思っているということです」

悲しいけれど私にとっても、静かな有意義な時間でした。しばらくそばにいてから、

「お母さんも、休める時にはきっちり休んだほうが良いですよ。おやすみなさい」

と言って部屋をあとにしました。窓の外はもうすっかり暗くなっていました。

翌日には、主治医と病棟医、看護婦、ケースワーカーとご両親の話し合いに神父様も出席して下さいました。

「今までと同じように強心剤などを使ってはいますが、少しずつ血圧や心拍数が低下してきています。これは頑張ってきた良太君の心臓も、ここにきて少しくたびれてきたということなのでしょう」

といったことがO先生から伝えられました。

――そう長くはないだろうな――

と私も思いました。

CDプレーヤーが良太君の大好きな曲をくり返しならしていました。

こういう状況になってくると家族のそれぞれの、現実の受容の程度に差がついてしまうことがあります。

お母さんは、

「一番かわいいお顔で天国へ行かせてあげたい。それが私の最後のプレゼント」

と思っていましたが、まだ、他の家族は、

「こんなにあたたかな手をしていて、まるで眠っているようだし、もっとこのまま頑張って欲しい」

と言います。どちらの言い分も正しいのです。

私はもうじき時がくれば、みんなが判りあえることだと思っていました。でもお母さんが心配していたのはお姉ちゃんとお兄ちゃんだったのです。

「良太はいつお家に帰ってくるの」

「いつ目がさめるの」

とくり返し聞いてきます。そしてお母さんが、

「神様が良太を天国へ連れて行ってくださるのよ」

と言うと、

「神様は良太を助けてくれないの」

と切り返してきます。お母さんから、

「良太が死んでしまうんだということを、先生から子どもたちに話していただけませんでしょうか」

と頼まれたのは、そんな時期のある夕方でした。

お姉ちゃんのユカちゃんは八歳、お兄ちゃんのコーヘイ君は六歳でした。まじめなお話を問題なく聞いてくれそうなユカちゃんと、

「ヘ、ヘーン」

と茶化してしまいそうなコーヘイ君。なかなかの難問でした。

ちょうど、手もとにかっこうの絵本があったので、それを読むことからお話を始めることにしました。『わすれられないおくりもの』というイギリスでつくられた小さな絵本です。作者はスーザン・バーレイ。東京電力のテレビコマーシャルのあのアナグマが主人公です。日本語版は小川仁央さんの訳で評論社から出ています。とても立派な和訳です。

〈アナグマはかしこくて、いつもみんなに頼りにされています。

こまっている友だちは、だれでも、きっと助けてあげるのです。それに、たいへん年をとっていて、知らないことはないというぐらい、もの知りでした。アナグマは自分の年だと、死ぬのがそう遠くないことも、知っていました〉

という一ページには鼻めがねをかけた、年とったアナグマが緑色がかったベージュのジャケットに緑色のえりまきをして大きな切り株に腰をかけている絵が書いてあります。よくみるとステッキに両手をのせてその上に顎をのっけています。切り株の周囲には枯れた草が描いてあります。

このアナグマは死ぬこともこわくありませんでした。体がなくなっても心が残ることを知っていたからです。まわりの友だちにも、自分がいなくなっても、あまり悲しまないようにと言ってありました。

そしてある日の夕方、自分の部屋のだんろの前で友だちにお手紙を書いて、ウトウトして夢を見ます。杖なしでは歩けなくなっていたはずなのに、若い頃のように、ものすごいスピードで気持ち良く走ってトンネルをかけぬけていきます。そのうちにフワッと浮きあがりました。


〈そしてアナグマは、すっかり、自由になったと感じました〉

次の日の朝、アナグマがおはようをいいにきてくれないのを心配した友だちが様子を見に行くとアナグマは死んでいました。

「長いトンネルのむこうに行くよ　さようなら」

という手紙が残っていました。もう冬が来ていました。みんなはアナグマのことを思い出しながら、冬ごもりの穴の中で悲しく長い冬を越します。

春になって、みんなが集まってアナグマの思い出を話します。モグラは切り紙細工を、カエルはスケートを、キツネはネクタイの結び方を、ウサギはクッキーのつくり方をアナグマに教えてもらっていました。

〈さいごの雪がきえたころ、アナグマが残してくれたもののゆたかさで、みんなの悲しみも、きえていました。アナグマの話が出るたびに、だれかがいつも、楽しい思い出を、話すことができるようになったのです〉

最後のページは、春の丘にモグラが立っている絵が書いてあります。

空には春らしい雲が浮かんでいます。モグラは、アナグマが残してくれたおくりもののお礼をいいます。

〈「ありがとう、アナグマさん」

モグラは、なんだか、そばでアナグマが、聞いていてくれるような気がしました。

そうですね……きっとアナグマに……聞こえたにちがいありませんよね〉

私は残される小さなお姉ちゃんとお兄ちゃんに、絵本を読んであげながら涙が止まらなくなりました。〝……〟のあたりでは、絵本のとおりにつまってしまいました。

ユカちゃんも、おとなしく聞いてくれるかどうか心配だったコーへイ君も、泣いています。

人間という生き物は、こんなに小さな時から、おとなと全く同じ感情を共有できるのだということを再認識して、またまた涙が止まらなくなりました。でも、この時ばかりは、私も泣きながら子ども達にお話をすることを恥ずかしくは思いませんでした。

「アナグマさんは、おじいさんになって死んだんだけれど、中には、もっと早いうちに死ぬものもいるんだ。人間も生き物だから、いつ死ななければならなくなるかは誰もわからないんだよ。良太君は、もうじきトンネルのむこう側へぬけて、自由になると思うけど、今だって、もうぐっすり眠っていて痛くも苦しくもないんだ。わかるよね」

二人が大きくうなずいてくれたのをたしかめて、

「えらいね」

と言って部屋を出て、大急ぎで水道の所へ行きジャブジャブ顔をあらいました。

それから五日後の三月五日、未明、心拍数が急激に下がり、家族全員にかわりばんこに抱かれて良太君はトンネルのむこうの天国へ行きました。

お母さんが、

「たくさんのプレゼントをありがとう」

とそっと言ったのが聞えました。

＊　＊

数か月たってユカちゃんとコーヘイ君の手紙をお母さんがとどけて

くれました。

細谷先生へ

お元気ですか。

この前、先生のお話のテレビ見ました。よく細谷先生がくれたアナグマの本を読みます。その本を読むたびに、ポロポロとなみだが出て来ます。

また聖路加病院で会いましょう。

では、さようなら……。

お食い初め

一度、日本をはなれて暮らしてみると、この国の自然、風土、そして季節のうつりかわりがどれほど美しく、何ものにも替えがたいものであるかがよくわかります。

その中で私達の祖先は、赤ちゃんを産み、育ててきました。文字がまったく存在しなかった頃、そしてその後の、ふつうのお母さん達にとって、読み書きなど遠い世界のことだった頃から、わが国なりの子育ての知恵は、口伝えに伝承されてきたのです。

先日、ラジオの夜中の番組で、アイヌ文化を伝えておられる方が、「自然を守らなければならないなどとさわいでいるが、おこがましいかぎりだ。ずっと昔から、私達は自然に守られてきているのだから」と話しておられました。

私達の先祖は、時にはひどくきびしい顔をみせる自然とたたかいながらも、それとひとつになり、とけこんで平和に暮らしてきたのです。自然に守られているのだという意識は、自然をおそれ、うやまう気持ちを育てました。昔の日本人が山、川、海、雷、雨、雪、風にそれぞれの神様をイメージしているのは、そのあらわれといえます。

人間一人が生まれて死に至るまでの暮らしにも、この日本的なつつしみ深さは強い影響を与えています。赤ちゃんが生まれるのも、すくすく育つのも、とても不思議でありがたいことで、すべて自然とそれに宿っている神々の恵みによるものだと考えたのです。

誰でもが知っている「竹取物語」を思い浮かべてくれれば良くわかります。

そして、生命がとてもはかないものであることも、昔の人は思い知らされていました。だからこそ、生まれてから初めてのお誕生日までの、神々の助けをたよりにしないではいられないほどあやうく見える期間には、様々なお祝いをして、感謝の気持ちをあらわしたのです。そうしなければ、せっかくの授かりものの大切な赤ちゃんが、いつ魔物に連れさられるかわからないという不安がつきまとっていたのだと思います。

現代に生きる私達は、科学の発達のおかげで、いらない心配をしなくてもすむようになりました。医学の力をかりれば、おおかたの病気は治してしまうことができるようになったのです。私が医者になった頃には絶対に治せなかった子ども達の白血病も、今や七割もの確率で完全に治すことができるようになったのですから、たいしたものです。

でも、私はどうも古いタイプの人間であるらしく、心の領域では先祖の知恵に学ばなければならないところが、まだまだいっぱい残されているように思えるのです。

「お食い初め《くいぞ》」という儀式があります。生後百日目ごろに赤ちゃんのためにお膳を準備し、大人と同じごちそうを食べさせる儀式です。首がしっかりすわり始めるころにあたるところから「百日目の首すえ」

と呼ぶこともあるようです。

百日目では、まだ離乳食も始まっていませんから、大人と同じ食べ物を食べさせるといっても、ご飯つぶを一つぶ口に入れて、お箸でおつゆをなめさせるといった程度のことしかできません。

お膳には、尾頭つきの魚、赤飯、そして小石をそなえるのがならわしのようです。小石は歯を丈夫にするためとも、お産の神様のシンボルともいわれています。もちろん赤ちゃん用のお箸とごはん茶碗も準備されます。そういえば、自分専用の箸と茶碗を持つという習慣は日本独特のものかもしれません。大事にしたいような気がします。

我が家の子ども達でも「お食い初め」らしきものはしたはずなのに、あまり格調が高くなかったせいか、よくおぼえていません。

一番よく記憶しているのは病棟でのマー君のお食い初めです。昔の病院の建物の六階に小児病棟があり、その乳児部屋の片すみで、そっと行われたお祝いでした。

マー君は、生まれてすぐに「先天性白血病」というやっかいな病気の宣告をうけたのです。白血病の中でもまだまだ治療が難しいやつです。

マー君のお父さんは腎センターの血液透析の技師さんでした。静かな人でしたが、医療関係者だけに病気のなりゆきについても良く理解しておられて、ゆれ動く家族の人たちを上手にリードしてくださいました。

大切な大切な一日ずつが過ぎていき、三か月目に入るころには、血液中に白血病細胞が見られなくなりました。寛解です。マー君も、抗がん剤の副反応で髪の毛が抜けて、頭がつるつるの状態ではあるものの、すっかり元気になりました。あやすとニコニコしてくれます。

そんなある日、おばあちゃんが「お食い初め」のお膳を運んできたのです。お祝いしないではいられないまわりのみんなの気持ちが、痛いほどよくわかりました。

人間の世界に生まれてきて、一か月、二か月、三か月と一日刻みに生きてきたことの重みを考えさせられた、マー君の初めてのお祝いごとでした。華やかなお膳に気がついた医者と看護婦さんが、何人か、静かに「おめでとう」を言ってニコニコして通り過ぎて行きました。

二度目のお祝いは初節句でした。ベッドの棚に小さな鯉幟が飾られました。そのころにはマー君もおすわりができるようになっていました。

幸いなことに初めてのお誕生日は、どうにか家でむかえることができました。しかしマー君の病気はやはり手強く、二度目のお誕生日は、とうとう来ませんでした。


お葬式に病棟での受け持ちだった若い医者と連れだって出かけました。案内板にしたがってマー君の家を探しあてると、そこは下町のお風呂屋さんでした。

男湯の方が入口になっています。受付をして中に入ってみるとお風呂にふたをして、その上に立派な祭壇がしつらえられていました。お参りをして、番台の前のくぐり戸を抜けて、女湯のほうに出ると、お清めの席がつくってありました。

うまくやるものだなと変なことに感心したことをおぼえています。あとでマー君のおばあちゃんにうかがってみたら、

「下町のお風呂屋のお葬式は、昔からああなんですよ」

と、教えてくれました。

お母さんと、お清めの席で話をしました。

「病院には、いやな思い出がいっぱいつまっているかもしれませんけど、近くまでいらっしゃることがあったら、ちょっとだけでもお顔をみせてくださいね」

「ええ、もちろんです。お子様を亡くされた方は皆、病院に足をふみ

入れるのを嫌がられるようですけど、私たちの場合、マー君の生活は、ほとんどすべて病院の中でしたから……。楽しい思い出も、全部あの建物の中にあるのです。だから是非、時々お邪魔させていただきたいと思っています」

話を聞いて、思わず泣きそうになりながら外にでました。

通りで、手ぬぐいと石けんを入れた洗面器をかかえたおじいさんとぶつかりそうになりました。

「おや、おや、お風呂屋さんはお休みかい。おとむらいじゃ、しょうがねえな。ところでじいさんの方かい、それともばあさんかい。寝こんでるなんて、ついぞ聞かなかったけどなあ」

「一歳ちょっとのお孫さんです」

「へー、気の毒に。かわいそうだねえ。孫なんか、いたんだっけねえ」

——ご近所も、マー君のことは知らないんだな——

本当に、はかないものだと思いました。ほんのちょっぴり、でも、思いっきり赤く残っている夕焼けが見えました。あの日のお食い初めのお膳の赤飯のわきにそえられていた、おばあちゃんの手作りの煮物の中の、京にんじんの赤い色を思い出しました。

餃子

S君は、ある大学病院から私たちの病院へ転院してきた中学一年生の男の子でした。子どもではきわめてまれな肺がんで、それももう手のつけようもないほどに進んだ状態でした。

体中の骨に転移していて、そのためにひどい痛みがあり、肺には水がたまってきていて、息苦しさも問題でした。「生活の質」（クオリティ・オブ・ライフ）を高めるためにホスピスケアを行うことが、私たちのところに転院してきた主な目的でしたから、充分量のモルヒネで痛みを止め、息苦しさについては、肺にたまった水を時々抜いてあげることと、酸素をかがせることで対応しました。

S君は、自分の病気が治らないことを知ったうえで、お父さんとお母さんと一緒にお家で過ごしたいという強い希望を持っていました。

一九九〇年のことです。私たちは、その六、七年前から小児科領域のターミナルケア（終末期の患者さんのケア）に本格的に取りくんできていましたが、最期の最期まで家でみとるという試みは成功していませんでした。S君とご両親の望みは切実でした。できれば、その願いをかなえてあげたいと考えていた時に、「在宅ケア」の研究費をいただいたのです。ちょうど小児科外来にいた看護婦さんで、専業主婦になったばかりの人がいて、十分な時間があったのと、不思議な縁で、その方のご主人がS君の学校の先生だったことから、お願いして手伝ってもらい本格的な「在宅でのみとり」を始めました。

しかし、私が往診に行くのは、通常の業務が終わってからになり、どうしても夕食の時間にかかってしまうのでした。

お母さんはとてもお料理がうまく、すばらしい手ぎわで、おことわりする間もないくらいに夕食の準備ができてしまい、空腹に負けて、

「お気を遣われると、困ってしまうんですけれど……」

と言いながらも、おいしくいただいてしまうのが常でした。

時々、お見舞いにいらっしゃる学校の担任のI先生と一緒になりました。一度、一緒に餃子をごちそうになりました。I先生も私に負けない大食漢です。二人で大皿一杯の餃子をパクパクパクパクパク食べなが

ら、

「S君、おいしいよ」

と刺激してみましたが、S君は、

「みんな食べちゃって、いいよ」

と、やっぱり食欲がないらしく、結局、うまくのせることのできないまま、二人でペロリと平らげてしまいました。

それから十日も経たないうちに、S君はいよいよ具合が悪くなりました。

「S君は、こちらがびっくりするほど、よくがんばっています。でも、肺はがん細胞でいっぱいです。空気の入る場所もなくなってきています。フェイス・マスクで酸素は足してあるものの、いつ、息が止まっても、心臓が止まっても不思議じゃないような状況です。もし、万が一、私も看護婦さんもいない時に、S君が息を止めても、あわてなくてていいんですよ。しずかに手を握っていてください。もし何かしないではいられなかったら、口移しに、二、三回、息を吹き込んでみてください。脈が触れなかったら、胸のまん中をこぶしでドンドンたたいてみてください。でも、そうなったらおそらく、もとにもどることはないでしょう。S君の苦しみもこれで終りです。もう、そろそろ楽になっても良いときかもしれません」

誰も使わなくなっていたS君の勉強部屋に入ってドアをしめて、お父さんに話をしました。お父さんが大きくうなずきながら聞いてくれているのを見ているうちに胸がつまり、こちらの目も涙でくもってきます。

それから間もなく、S君は亡くなりました。

「あの餃子の日のことを、覚えていらっしゃいますか、I先生との」

二年ほど経ったある日、S君の家の近くまで出かけることがあり、電話を入れてお参りに寄った時にお母さんが話してくれました。

「先生たちがおいしそうに食べてくれたのがあの子はうれしかったらしく、とてもご機嫌で、うとうとしたのですが、夜中に目を覚ましましてね……」

S君は、

「あまりおいしそうだったから、僕も食べてみる」

とお母さんに餃子をリクエストしたのだそうです。中に入れる具は少し冷蔵庫に残っていたものの、皮はみんな使い切ってしまっていました。近くのコンビニへ行くのにも、お父さんはたまたま、仕事で帰らない日で、車も使えませんでした。お母さんは、真夜中の台所で、小麦粉を練って、数枚の餃子の皮を作りました。

焼きあがった餃子を、苦しい息の中で食べるS君にお母さんが、

「せわしく作ったから、あまりうまくできていないかもしれない。ごめんね」

と言うと、S君がニッコリして、

「今までの、お母さんの餃子の中で一番おいしかった」

と答えてくれたそうです。

「この子は、なんてかわいいんだろう、と思ったんですよ。こんなに

早くさよならをしなければならないのはつらいけれど、十三年間、この子の母親でいることができてよかったとも思いました」

お母さんは、とてもうれしそうでした。

生きがい

子どもたちの生きがいとは何かについて考えることがあります。在宅で死を間近にした子ども達にとって今、何が一番楽しいか、何が一番生きがいになっているのかを調べたことがあります。

真美ちゃんの病気は神経芽細胞腫という小児がんでした。腎臓のそばにある副腎という所によく出てくるがんです。真美ちゃんの場合は、その小児がんが全身に広がっていて、化学療法をしばらくやってみてから、どうするかを決めるということで、近くの大学病院での治療が

始められました。真美ちゃんはひとりっ子のあまえん坊でしたので、入院したその日から、

「お家へ帰る」

が始まりました。それでもなだめすかして一年間、なんとか入院治療は続けられたのですが、がんはなくなりませんでした。

病院ぎらいの真美ちゃんのために、主治医は外来でできる比較的楽な化学療法に切りかえました。その頃、ご両親には完治の見込みがないことはすでに説明されていました。

しかし、まもなく痛みがひどくなり家にいるのも難しくなって、私の先輩にあたる主治医が、

「ちょっと大変なんだけど、細谷君のところで痛みのコントロールを

たのむよ」

と電話をかけてこられました。

お父さんに来てもらって、話をしました。

「あちらのT先生からも、お話を伺いました。もう、真美ちゃんの病気を根だやしにするのは無理だと思います。ひょっとしたら病気の勢いをおさえるのも難しいかもしれません。でも、これは私たち医療者が、真美ちゃんとご両親を見離したということではないんですよ。いままでとは、物の見方を少し変えなければならない時期なんです。

これから先は、痛くなく苦しくない良い時間をできるだけいっぱい真美ちゃんのために作ってみませんか。それがこれからのベストのやりかたのような気がします。まだまだ医療者がしてあげられることはたくさん残っているのです」

真美ちゃんには、とりあえず私達の病棟に入院してもらいました。ターミナルケアの原則は、よく話をすること、よけいな検査や治療をしないこと、痛みをとることなどです。痛み止めのモルヒネの量を決める段階では、病院ぎらいの真美ちゃんもまだおりこうにしていたのですが、翌日にはもう本領を発揮しはじめました。

ほどなく痛みのコントロールができ、外泊を試してみました。心配していたご両親も二回ほど三、四日の外泊をくり返したあとには、

「家にいた方が真美子も楽だし、私達も落ちつきます」

といい出しました。ここから在宅ケアの開始です。私達の病院には訪問看護科があります。ベテランがそろっているその科の看護婦さんが、

チームを組んで私達と連絡をとりながら週に何回か、真美ちゃんの家を訪ねてくれました。家に帰ってしばらくすると痛みは、うそのようにとれて、時には車椅子に乗って外の景色をながめたりすることもできるぐらいになりました。しかし病気はどんどん進みます。

一か月ほどのうちに真美ちゃんは息苦しさを訴えるようになり、酸素を使わなければならないほどに弱ってきました。

そんな真美ちゃんの生きがいは、お昼の給食でした。真美ちゃんの通っていた小学校は家からすぐの所にあり、お昼のチャイムも聞こえます。担任の先生が考えてくれて、お母さんが、その時刻にもらいに行くとその日の給食が手渡されるのでした。真美ちゃんは、それをとても楽しみにしていました。たったひとつだけでも、みんなと同じことをしているというフィーリングが真美ちゃんにとっては、なによりもうれしかったのです。

真美ちゃんの具合が悪くなったのは真夜中でした。ファンタを飲みたがって、飲んでは吐いているうちに少しずつ疲れてきたようでした。

「真美ちゃん、どれくらいがんばれば良いかは神様が決めてくれる。大丈夫な辛さだけしか神様はくれないはずだ。心配ないよ。もうがまんできないと思ったときにはきっと楽になるよ」

真美ちゃんは大きくうなずいてくれました。神様のリクエストはそれから三時間ほどのがんばりでした。

生きがいがタバコとパチンコの子もいました。

小児科のカバーする領域が思春期にまで広がり、二十五歳ぐらいの患者さんはめずらしくなくなりつつあります。子どもたちの生きがいのひとつにタバコとパチンコが入ってもしかたがないかもしれません。あけみちゃん。私が最も長くつき合った患者さんの一人です。十歳の彼女が左側の大腿にしこりができたからということで入院してきたのは一九七五年でした。

私が小児科医になってまだ三年目の頃です。摘出された腫瘍が病理部で検討されました。診断は「胞巣状軟部肉腫」。とてもまれな悪性腫瘍です。ゆっくり大きくなる、とてもたちの悪い肉腫です。子どもの腫瘍としては変わった存在で、抗がん剤も放射線も役にたちません。肺に転移を起こすことが知られているのですが、それでもゆっくりゆっくりと大きくなるため、五年生存率は五〇%くらいとそう悪くありません。

最初の手術後、化学療法を行なったにもかかわらず一年半ぐらいたった時点で、予測通りに肺に多発転移が起こってきました。あけみちゃんの家は下町の牛乳屋さんでした。お父さんもお母さんも下町の代表みたいな感じの人です。

「わかりました。すぐに具合が悪くなるんでなければ、このまま、ふつうの暮らしをさせることにします」

あけみちゃんは血液外来に通ってくることになりました。それからまもなくして私は日本を離れてアメリカに小児がんの勉強をしにでかけました。だからあけみちゃんの中学時代は知りません。でもアメリカにいる間もあけみちゃんの病気はとても気になりました。さまざまな先生に直接あたって、この腫瘍の特効薬を聞き出そうとしましたが、やはりみんなが首を横にふるばかりです。でも、さすがアメリカ一の規模をほこる癌病院M・D・アンダーソン病院です。記録室には今までに三十人ほどの「胞巣状軟部肉腫」が登録されていました。その記録を調べてみたけどもやっぱり良い方法は見つかりませんでした。

三年後、私が日本に帰ると、あけみちゃんはもうすっかりお姉さんになっていました。美容学校へ行っているとかで、ものすごく派手な恰好で血液腫瘍外来にたまにあらわれます。でも中身は小さい時のままのあけみちゃんでした。

そのうちにそこもやめて、美容室のお手伝いとして働いたり、新宿の歌舞伎町のスナックで働いたり、めまぐるしく職場がかわりました。

「先生も飲みにおいでよ」

と言われながら、あけみちゃんの職場を一度も覗く機会をつくらなかったのは今ではとても残念です。

肺の転移巣はゆっくりその数を増し大きくなっていきました。でも彼女が二十三歳の時に伏兵があらわれました。膵臓への転移とそれによる黄疸が出てきたのです。肺の転移はあるものの息苦しさもなにもないのですから、お腹の問題はどうにか切り抜けなければなりません。ウィップルの手術という大手術が行われ病巣はうまく切除できました。

その頃にあけみちゃんが言ったことがありました。

「私サァ、病気になって良かったと思えることもあるよ。この苦しみを越えたら大きな楽しみが待ってるんじゃないかって思えるもの」

しかしその後、肝臓にも転移が見つかりました。

あけみちゃんには、その都度、起こっていることを話しましたが、度胸のすわった女の子で余り動じることはなかったように思います。ただ二十六歳直前に鼻腔内に大きな腫瘍ができた時には血相を変えて大さわぎをしました。

「顔が一番大事なんだからね」

結局、本人の期待に応えられる手術が行われてとても満足してくれました。

しかしその一年後には、肝、脾、腎、肺、鼻腔へ転移が広がって、もう手術の適応はなくなってしまいました。あけみちゃんも、もう二十八歳になっていました。

体中の痛みがひどく、外来に来るのも大変になったのでモルヒネの徐放錠を使って在宅ケアをしてくれるように訪問看護科にたのみました。彼女達の献身的なケアのおかげで、約半年間、あけみちゃんは自宅で過ごすことができました。タバコとパチンコが彼女の生きがいでした。元気な時は車椅子でパチンコ屋へ出かけ、在宅酸素が始まってからも、酸素ボンベの陰にかくれてタバコを吸ったりしていて、あわてて消させたことがありました。なんといっても、忘れられないお姉さんです。

亡くなる日の未明に様子がおかしくなり、つきそっていた妹が看護婦さんに電話しているのを聞いて、

「朝になってからで良いのに」

と言って、まもなく息をひきとったのです。

その後、一度あけみちゃんのお墓参りに行きました。お花を持っていくのを忘れました。ふと見ると庫裏の前に水仙がいっぱい咲いていました。

「失礼。ごめんなさいよ」
二、三本いただいてお墓に供えました。
「先生もなかなかやるね」

というあけみちゃんの声がきこえたような気がしました。

どんなに吐いていてもディズニーランドへ行けば治ってしまう子、息をするのも苦しいのに友達とゲームで闘う子、いろんな子がいました。子ども達一人一人が、みんな違った生きがいを持って短い生命を懸命に生きていました。子どもたちの生きがいが、おとな以上に多彩であることにはおどろかされてしまいます。

子どもと遊び

子どもの頃みたいに夢中になって遊べたらいいのになと思うことがあります。年をとってしまったのかもしれません。戦後に生まれた私たち団塊の世代も、ついに五十歳をこえてしまいました。

昭和二十年。戦いが終わり、くたびれはてて兵士たちは故国にもどってきました。首都東京は焼け野原、地方都市の多くも潰滅的な打撃をうけていました。そんな中でも人間の営みは続けられ、たくさんの夫婦が新しくできあがり、数え切れないほどの数の赤ちゃんが生まれてきました。私もその中のひとりです。嘘のような本当の話なのですが、向こう三軒両隣、どこの家にも赤ちゃんがいました。

先日、私と同い年のチャプレン（病院つきの牧師）が、これまた同い年の死者のための追悼文の中に書いておられました。

〈団塊の世代の我々は、すしづめの教室での教育、受験戦争、集団就職、六〇年、七〇年の安保闘争などの試練を受け、それなりに頑張ってきた。

しかし私達の年代の者が、なしとげた業績として一番にあげるべきは、戦後、人々がうちひしがれていたときに生を受け、この世の中に団塊としてあらわれ、赤ちゃんの泣き声と笑い声とで日本中をいっぱいにして、周りの人々にもう一度がんばってみよう

という気をおこさせたことだ〉

まったくその通りかもしれません。いっぱいあった空き地には、日が暮れるまで必ず子どもたちの遊ぶ姿があり、明るい笑い声がありました。私もほんとうによく遊びました。学校から帰ると玄関にランドセルを放ったまま、友達の家に集合して、毎日毎日あきずに裏の小川に魚とりにでかけました。山形弁では「魚」は「ザッコ」、「つかまえる」ことを「シェメル」と言います。楽しい「ザッコシェメ」の日々でした。

ガキ大将が網、次にえらいのが「ボイ棒」と呼ばれる道具を持ちます。これは太い竹竿の先に、サバか何かの缶詰めの空き缶を二、三個針金でとりつけたものです。その次にえらいのがバケツ係です。網を持つのはほとんどガキ大将と決まっていましたが、「ボイ棒」とバケツは、その日のみなの気分次第です。ときどきは私にもまわってきました。

めざす場所に着くと、せまい小川をせき止めるようなかっこうで川下のほうに網が設置されます。弓形にまげた木や竹の枠にとりつけられた網は、時には川幅よりちょっと大きめだったりします。そんな時、網は少しななめに置かれました。

川上から、くだんの「ボイ棒」を持った子が、小川の両端の水草の茂みなどにひそんでいる魚を、その棒をつっこんでガチャガチャと追いたてます。網をかける位置と「ボイ棒」を入れはじめる位置との距離が「漁獲量」を左右する大切なファクターでした。この区間が短かすぎると魚はそうたくさんいませんし、かといって長すぎると、おりこうな魚たちが「ボイ棒」の間をすり抜けて川上に逃げてしまいます。

私たちのガキ大将も何代か変わりましたが、なかでも「マサユキ君」が「ザッコシェメ」の名人でした。彼が網をあげると泥にまじって、フナ、コイ、ナマズ、ドジョウが飛びはねました。時にはおなかに赤と黒の気味の悪いマダラ模様のあるイモリがかかったり、大雨のあとには、どこかの家の池から逃げ出した金魚がとれたり、夢のような時間でした。

「毎日、毎日、おしりをさかさにして遊びまわってると、頭がカラッポになっちゃうわよ、ほんとに」

と、よく母に叱られました。おしりをさかさにして遊ぶという表現がなんの違和感もなしに素直に理解できてしまうような日常でした。

父も母も川魚の生臭さが苦手でしたので、わが家の食卓にはのぼりませんでしたが、友だちの家では、ドジョウやナマズが夕ごはんのおかずになりました。

遊びが食べることと密接に結びついていたのも、あの時代ならではのことかもしれません。

もっと直接、食うことそのもの、というリクリエーションもありました。山形名物の芋煮会です。

芋煮会の朝、子どもたちは打ち合わせたとおりに、それぞれの準備したものを持って集合場所に集まります。学校行事としての芋煮会なら、もちろん校庭です。大きな鉄のなべを持ってきている子、家のリヤカーを借りて得意そうに引いている子、たき木の束を背負ってきている子もいます。材料の里芋、ねぎ、牛肉、こんにゃくなどは、もちろん、お醤油やお砂糖も、みんなで分担して持ちよります。それと絶対に忘れちゃいけないのが、ご飯をキチキチに詰めたアルミのお弁当箱。芋煮会は学校の大事な年中行事のひとつなのです。

最上川の河原にむかって、リヤカーと子どもの長い列が続きます。後年、「禁じられた遊び」という映画で、戦火を逃れて、人々がリヤカーなどを引きながら避難するシーンをみて、私は芋煮会の行列を思い浮かべてしまったくらいです。

一番うしろに、用務員のおじさんが、水をいっぱいに入れた大きなバケツを載せたリヤカーを引いて続きます。目的地に着くと、河原いっぱいに広がって、グループごとに場所を決めます。ゴロゴロ転がっている石の中から、適当なかっこうのものを五、六個選んで、かまどを作り、火をおこします。

その間、一方では材料の下ごしらえが進みます。

大鍋をかまどにかけたら、いよいよお料理が始まります。とても簡単な調理です。

お肉をすき焼きの時のようにザッと炒めたあと、水をいっぱい入れて、お砂糖とお醤油で味をつけ、煮えたったら、あくをすくいながら、里芋と手でちぎったコンニャク、それにネギをぶち込んでグツグツ煮るだけです。煮えあがるまでの時間が、プレイタイムです。芒の原っぱでのかくれんぼや、浅瀬でのメダカとり、石投げなどであっという間に時が過ぎます。

アルミのお弁当箱のふたをお椀がわりに、みんなで食べる芋コ汁の味は格別でした。熱い芋コ汁と冷たいごはんとのとりあわせが絶妙でした。医者になっても、おいしさと楽しさが忘れられず、若い先生と看護婦さんを集めて病院で芋煮会をやったことがあります。

まだ、その頃、聖路加国際病院には二千坪近い庭があったのです。みんなが大喜びをしたのを思い出します。

「遊び」ってなんなのでしょう。国語辞典によれば、「遊ぶこと」であり、「遊ぶ」の項には〈命令強制や義務からではなく、自分のしたいと思うことをして、時間を過ごすこと〉とか〈仕事をしないで時を過ごすこと〉とあり、最後に〈学芸の修業のため、他郷へ行くこと〉

というのもつけ加えてありました。

仕事や勉強をせずに、自分のやりたいことを一日中やって暮らした日々が、私たちの子ども時代には、いっぱいあったのです。

最近の子ども達の実状を考えると、そんな日は、もうなくなってきています。なんとかしてあげないといけないなと思います。

下塗りの色

なぜ医者になろうと考えて医学部へ進んだのか、自分でも不思議に思うことがあります。

代々の内科医の家で、父は今も山形空港近くの小さな町で、小さな医院を開業しています。でも両親は、私に医者になるようにと勧めたことは、一度もありませんでした。私は、それがなぜなのか、今になってわかるような気がします。

父は、折にふれ自分がなりたくて、なれなかった様々の仕事の話をしてくれました。七つの海を気ままに巡る船乗り、止むに止まれず罪を犯してしまった人達のために働く弁護士、たくさんの映画を観てきびしく批評する映画評論家、人間の生き方を修行を通して追求する禅宗のお坊さん、砂漠の上を飛ぶパイロット。話にでてくるのはどれも魅力的な仕事でした。

でも私は結局、医学部に入ってしまいました。おじいさんもお父さんもピアニストだった人が、いつの間にかピアニストになってしまったのと似ています。

大学のある仙台はとても良い街でした。今では、新幹線ができてずいぶんあかぬけた感じになってしまいましたが、私は田舎くささがプンプンしていた、当時の仙台をなつかしく思い出します。

オフコースの小田和正さんは、学部こそ違うのですが私と同じ年の入学です。どこかで、

「仙台の駅におりたとたん、ひどいところに来てしまったと思った。まったくの田舎」

というようなことを言っていました。東京生まれの東京育ちの人には、そう思われても仕方のないような町でした。

でも、山だしの私にはちょうど良い塩梅《あんばい》の都会だったのです。本屋さんも、喫茶店も、ボーリング場もあり、ちょっと歩けば翁草がかわいい花をつける野原も残っていました。

＊　＊

気負って医学部へ入学したものの、医学と直接関係のない一般教養

課程が二年も続きました。

教養部は、青葉城のある城山のすぐ下の川内とよばれる所にあり、昔の日本軍が使い、進駐軍が使って、そのあと払い下げられたボロボロの校舎が建っていました。広瀬川がすぐそばを流れています。天国のような暮らしでした。自転車で行けば繁華な東一番丁もすぐです。おぼえたての麻雀にのめり込み、映画館に入りびたり、大好きな小説も読みたい時に読みたいだけ楽しめました。スキー部だったので冬は冬で大忙しでした。

そんな二年間のあとの専門課程でしたから、しめつけはかなり強烈に感じました。

大学病院に隣接した明治時代の建物で授業が行われました。

なかでも医学部に入学したんだなという思いを強くしたのが解剖の講義でした。

石井先生という若手のバリバリが解剖実習の担当教授で、ドイツの留学から帰国されたばかり。その張り切り方も普通ではなく、細身の長身に、縁なしの眼鏡、背すじをピンと伸ばして大きな声で講義をなさる様子と相まって、ナチスドイツの高級将校を思わせました。

実習を始めるにあたっての話が第一日目にありました。

「君達、医学部の学生は亡くなられた方達の大切な体にメスを入れるという特別な権利を与えられている。そこのところをよく自覚して一生懸命やるように」という短い訓示があり、実際の注意が、二、三あったように記憶しています。

それからクラス全員に大きな木の箱が手わたされました。ちょうど、国際線のパイロット達が使っている例の黒い革カバンを一まわり大きくしたようなものです。

中には本物の人骨が一セット、一体分入っていました。頭蓋骨はてっぺんが開くようにカットされ、背骨（椎骨）は太めのタコ糸に通されて人食い人種の酋長の首飾りの様相を呈していました。振るとカラカラ音がしました。

持ってみると結構重いその木箱を自転車の荷台に乗せて下宿に持ち帰り、しばらく同居することになりました。

骨の小さなでっぱりやへこみには、それぞれ名前があります。ラテン語で覚えさせられました。例えば脛の骨の上部前面には腱が付くザラザラの面があります。日本語で脛骨粗面、ラテン語ではツベロジタス・ティビエ。我ながら良くおぼえたものだと思います。同じ標本を使った先輩達も苦労したとみえて、私の持って帰った標本には、手垢の他に、鉛筆で神経のセットされる溝をなぞったあとなどもついていて、なにかほっとしたりもしました。

どこかで生きていた人の骨で学ばせてもらったわけなのですが、毎日撫でて触っているうちに親しくなり、四六時中同居していても、ちっとも無気味さも怖さも感じなくなりました。

骨と暮らしだして間もなく解剖実習の本番が始まりました。これはさすがに衝撃的な体験でした。

お恥ずかしいことかもしれませんが、私はそれまでに人間の死体というものをみたことがありませんでした。父方も母方も、長生きの家系で、双方の祖父母ともに健在だったのです。死というものは、家で飼っていた猫や犬、小鳥などのそれしか出会ったことはありませんでした。

そんな人がアルコールのプールからひきあげられたばかりの実習用の遺体が三十体近くも並べられた解剖学の実習室に、いきなり入れられるのですから、なかなか大変な話です。

東北大学は、献体をしてくださる団体の組織がしっかりしているとかの理由で、実習用の遺体には恵まれていたようです。一体を三、四人で使わせていただきました。私のグループは三人で、私は左側を一人で受け持ちました。解剖実習の作業は考古学における遺跡の発掘に似ています。メスとはさみとピンセットを使い、丁寧に、細かく細かく遺体を調べ記録してゆくのです。私達の頃はおしまいまでに半年ほどもかかりました。

その地道な作業を毎日くり返しているうちに「人間も死んでしまえば、ただの物体と違わなくなってしまう」というコンセプトが、自然に私の中で形成されてゆきました。

これはとても不思議な感覚のように思います。たくさんの死体にある一定期間さらされて初めて感じるもののようです。

戦争を生き抜いてきた人や、ゆきだおれが町中にゴロゴロ転がっているような国の人々ならいざ知らず、わが国でこういった感覚を実感しようとするには医学部へ入って解剖の実習を一定期間経験するしかないのかもしれません。

そんな中で、少しばかり道をはずれる奴がでてきてもおかしくはありません。

他の大学を卒業した友人から聞いた話なのですが、解剖実習にも慣れてきて中盤とも言える頃、耳にとりかかった時のことだそうです。学生のうちのひとりが、はずした耳介を持って壁の方へスタスタ歩いて行き、その耳を壁にくっつけて「壁に耳あり」と大声で叫んだのだそうです。教授は激怒し、その学生は退学になってしまいました。

父の医学生の頃の友人の同じような話を最近、聞きました。大学からその学生の下宿へ戻る近道の途中に花街があり、遊郭の客引きの間を通って帰らなければなりませんでした。あまりにしつこく袖を引く客引きに腹を立てた彼は、解剖室から遺体の腕を持ち出して、その腕を学生服の袖口から出し、ふところ手にしたもう片方の手でそれをおさえていつもの道を歩きました。客引きに手を引かれたとたんに、パッと離したからたまりません。周囲は大さわぎになりました。その医学生は「ざまあみろ」とばかりにゆうゆうと下宿に帰りましたが、やっぱり退学になってしまったとか。

そんな常軌を逸する奴が出てきてもおかしくない、誰でもが危ない気分と背中あわせの時間のような気がします。

今、あの頃の虚無感は心の淵の深い深い所に沈んでいってしまったようです。

米国で暮らした三年の間、受け持ちの患者さんが亡くなって病理解剖をやってもらい、その後のレポートをまとめるために病理部に出入りをしている時、そこに働いている人達とのつき合いの中で、あの虚無感がベースにあるのだろうと確信できるような奇妙な明かるさに出会うことがしばしばありました。

日本で暮らしていて、そいつが深い所から浮かんでくることはほとんどありません。わが国では患者さんが亡くなったあとの病理解剖は、何人かの病理部の人によって手術と同じような周到さと、敬虔な感じの中で行われます。ところがアメリカでは、臓器をとりはずしたあと、病理学者がひとりで、カントリーミュージックを聞きながらの作業をやっていましたから、余計に、そんな感じがあったのかもしれません。

なにはともあれ、一般の人には縁のない暗い感覚には心の奥でおとなしくしていてもらおうと思います。でも私にとってとても大切な感覚であることは間違いありません。

どこかで読んだことがあります。漆塗りの職人さんの話だったように記憶しています。

「本当に深い赤い色を出そうと思ったら、下塗りに黒をしっかり使わなければなりません」

ウロ・カポネ

一週間に一回、飛行機に乗って山形まで往復します。むこうで、父のやっている小さな医院の小児科の外来診療をするのです。そんな飛行機の中でアンケート用紙が配られました。

「月に何回ぐらい飛行機を利用なさいますか」とか「今日のフライトはお仕事ですか、レジャーですか」などというありきたりの質問の終りに「お仕事は何ですか」というのがありました。選択肢の中に、医師という項はありません。

「サービス業」に丸をつけようか、それとも「自由業」にしようかとしばらく迷ったあげくに「自由業」に丸をつけました。

――オレ達の仕事って……――

その時の気分によってはサービス業に丸をつけてしまうこともあるのです。でもどちらかというと自由業だと主張したいような気があります。

しかし朝の七時過ぎから夜中まで病院内に拘束されていて、なんで自由業なんだろうという感がないではありません。それだからといって、会社員とは違うし、分類するのにやっかいな業種です。

自由業という言葉には管理されていないんだというムードがただよっています。そこにひかれるのかもしれません。

小学生の頃から、均一に管理されるのが、とてもいやでした。でもなにせ団塊の世代です。みんな一緒に同じことを、同じ時間にというタイプの教育は中学でその極に達しました。思春期の魂はボロボロになりながら、それでもきれることなしに学校へ通い続けました。

高校に入ると大分、自由が認められたものの、それでもまだ管理されているという思いがありました。

だから大学生になった時には、一律な管理からの解放という感激があり、何ということもないのに毎日が幸福でした。

もう「全隊進め」の号令でゾロゾロ同じ方向に向かって歩かされることはないのだろうと信じて、医学部の六年間は、かなり真面目に勉強をしました。医学部の専門課程で詰め込まれる知識についてだけ言えば、あとで役に立たない無駄なものは全くないと言っていいぐらいなもので、一生の職業と、これほど密に結びついている講義をやっている学部もめずらしいかもしれません。

六年の夢のような生活のあとに、自分はこれからを決めなければならない時がきます。専攻科目を選ばなければなりません。

私は、自分の目で確かめ自分の手を使って直接、病巣を取り除くことができる外科にひかれました。

所属していたスキー部の面倒を見てくれていたのが外科の教授で、その教室の先生達から「細谷は当然、外科に来るんだろう」と常日頃から言われていたせいもあります。

しかし大酒呑みのそろっていた外科に入って先生達に飲まされたら、

体がもたないと思ったのがまずひとつ。その頃の私の体は、不思議なことに酒を受けつけませんでした。それと、私の飽きっぽい性格。これは子どもの時からの折り紙つきで、自分でも自信を持っていたものです。患者さんのお腹を開けて、途中でイヤになったらどうしようと思いました。今になって思えば全く間違っているのですが、当時の私には、外科医の必須条件は「しつこい大酒呑み」に思えたのです。この条件からかけはなれていた私は簡単に外科を諦めてしまいました。

外科系医局の雰囲気の中に、小さな頃からいやでいやでたまらなかった管理のにおいがしたのも事実です。

泌尿器科にS教授という有名人がおられました。スキンヘッドで、大きめの真黒なサングラスをかけ、いつもダブルのスーツをピシッと着て講義をなさいました。太り気味のその先生は、泌尿器科（Uro-logy・ウロロジー）のドンだったので、ウロ・カポネと呼ばれていました。ぴったりの仇名でした。泌尿器科の連中は教授と学会へでかける時は、みんながおそろいのダブルのスーツを着るのだという噂がありました。当時の私には、本当の様に思えました。学会場をおそろいのダブルでゾロゾロ歩き回る姿が頭に浮かぶと、とてもおぞましく思えました。

大学の医局は、ヤクザの組織に似ていると言われているのは知っていました。卒業が間近になるにつれ、このコメントが、そう外れてはいないことが、だんだんにわかってきました。親分の命令は絶対なのです、下の下の下の人まで自在に動かすことができます。

教授が組長で絶対的な権力を有し、その下に若頭・小頭にあたる助教授、講師がいます。講師の中でも、医局の人事権を握る医局長は、また別の権力構造をつくりあげています。

このような体質はなにも外科系の医局に限ったことではないのです。私は小児科を専攻しましたが、大学に残って研修をしていたら、教授のお考えひとつで、自分の将来がある程度決められていくはずだったと思います。

「君は血液に関する研究を大学にとどまってやりなさい」とか、「君は静岡の病院の小児科へ行くように」とか命令されるのは、絶対に私の趣味にはあわないと思いました。

幸いなことに、私のようなタイプの卒業生には、大学を一度離れて、研修病院をこちらで選んで申し込み、就職するという「一匹狼コース」もしくは「はぐれ雲コース」という道が残されています。これはちょっときついけれど、管理されるのが嫌いな人達にはおすすめのコースです。

私はこの「一匹狼、はぐれ雲」コースを選んで良かったと思っています。

医者になってから二十年ほども経ってから、またしても医学界の権力構造について考えこまなければならないことにでくわして、

――チキショー、やっぱりヤクザの世界と似ているワ――

と思ってしまいました。

自由業に丸はつけたものの、やっぱり医者は、自由業とは言えない

なと思いながら、ヤクザさん達のことを考えました。

彼らは本当は自由業なのに、この種のアンケートには、会社員と答えるのでしょう。思わずニヤリと笑ってしまいました。

内科医と小児科医

父は内科医です。祖父も内科医でした。私が小児科医になると決めた時に、父は大賛成をしてくれたわけではありませんでした。

「なんと言っても、診なければならない人の数が多いのは内科だぞ。それに小児科は内科に比べて生活も大変だ。時間的にも、経済的にもな」

その時の父のアドバイスが、的を射ていたことを、その後、身にしみて感じることが何度かありました。

まず、研修医として働いていた頃に内科で研修している仲間と話していて、やっぱり内科をやればよかったかなと思ったことがありました。

彼らが毎日の仕事でつきあうのは人生経験の豊かな人達で、さまざまな知恵を与えてくれる患者さんがたくさんいるらしいのです。功なり名をとげた人達の生き様、死に様についての話を内科医の卵から聞かされ、小児科医の卵はあせりました。

毎日、子ども達とつきあい、子ども達を親がどのように心配しているかを感じながら時間が経っていきました。人生の達人と思えるような人にはなかなかお目にかからない日々なのです。

あせりを解消するのにずい分と本を読みました。おとなの思索に触れていないと心配だったからです。そうしているうちに、ひとつ、とても大事なことに気がつきました。小児科にだけ与えられる特典についてです。

それは、小児科医は子ども達と暮らすことで、自分達が生きてきた過去を子ども時代にまでさかのぼって何度も追体験できるということです。内科医にはできない経験です。

病気の子ども達の話を聞いて、診察をしている時に、同じ年の頃の自分がひょっこり顔を出します。そしてさまざまなことを今の自分に話しかけてきます。

それを何年も続けているうちに、自分が少しずつ、おとなになっているのに気づきました。

内科医がこれから自分がたどるであろう道すじを毎日呈示されながら、おとなになっていくのとは全く違った経路をとりながら、さまざまなことを考えていくのが小児科医なのだと感じることができた時、やっぱり小児科を選んで良かったのだと思うことができました。

でも、日本の医療は、やはりおとな、特に老人を中心にすえてあるものです。小児医療は経済性に乏しく、病院が金もうけ主義に走り、企業の論理を持ち出してきたら、ひとたまりもなく消えさってしまうような弱さがあります。

病院の中で、依然として小児科医が小さくなっていなければならないような社会の制度に腹が立ちます。「子どもは未来だ」と言いますが、これを国民全体がさまざまな立場で理解する必要があります。

内科医の父は、今年八十六歳になります。足が少々弱ったものの、山形の空港近くの河北町という所でまだ小さな医院をやっています。私が、一週に一度、子どもの診療をしに、そこへ出かけるようになって、もう十年近くになります。アルバイトもかねての親孝行です。

内科医として地域に根づくということは、長生きをした場合、自分と同年代の人の死を順ぐりにみとらなければならないということだと父を通して知りました。

間仕切りひとつの診察室で一緒に仕事をしていますから、こちらの診察の仕方も父に伝わるかわりに、父の言っていることも聞こえてきます。Hさんという父の小学校の同級生が、良く通ってきていました。

「チョコッと、血圧が高いくらいで、こだいに遠っがいどこまで来んなず。もっと近いどごさ、なんぼでも医者はいるんだから、通って来る途中で、ひっくり返って死んだりしたら、やんだがらよ」

「まだ、そだなこと言って……。先生から診てもらわねと、ないだか落ち着かねえんだがら、すかたネェなは」

「お前から来られっと、オレの方が落ち着かねくなるんだ」

「アハ、アハ、アハ」

父は診察室を出て母屋の方へ行ってしまいました。このHさんは、若い時から父の麻雀仲間で、私も良く遊んでもらったものです。

「遠いとこ来て、いじめられて、Hさんも大変だねえ」

と声をかけると、Hさんはしわでくしゃくしゃの顔を、これまたくしゃくしゃの笑顔にして、

「イヤ、イヤ、もう小学校の頃から七十年以上もいじめられてるから、なんともねえ」

と答えました。

そんなHさんも、二年ほど前に亡くなりました。去年の冬には、一番仲良くしていた同い年の開業医の先生をも見送って、父はどっと年をとったようです。

同業として、父の感慨が良くわかる年になり、やっぱり小児科を選んで良かったかなと思います。

夏

カルテ

カルテのことを英語ではチャートと呼びます。チャート・レビューといって、古いチャートをひっくり返しては、様々なデータを集めて病気のことについて研究する作業は臨床医にとってとても大切な仕事です。

しかし、その作業中に頭にくることがいくつかあります。まず第一に字がきたない。医学部に入るためには字が下手でないと入れてくれないのだろうかと本気で思ってしまうぐらいきたない読みにくい字が多いのです。それから、書いてある事がらが、無味乾燥でつまらない。臨床医の生活は、毎日、ドラマの連続のはずだと思うのに、パターン化された記載だけで全然つまらない。

だから思いがけない傑作にでくわすとメモをしてしまいます。

＊　＊

一昨年の夏すぎに松村洪作君のお母さんが外来を訪ねて来られました。四歳四か月で亡くなった洪作君へのレクイエムともいえる歌の原稿を持って来られて、

「本にする予定なので、短い文章を書いて下さい」

とおっしゃいます。もう七年ほども昔になりますから、正確を期すためにチャートを出してくれるように診療記録室にたのみました。翌日、

倉庫から分厚いチャートが届きました。

＊　＊

松村洪作・四歳・一九八九年十月入院・一九八九年十二月十六日死亡

診断・急性リンパ性白血病

現病歴・三年半前（患児八か月）に発症。現在まで中枢神経再発五回、睾丸再発二回、骨髄再発二回。都内小児病院で治療されていた。母親は患児が根治不能であることをよく認識しており、できるだけ長い良い時間を患児と一緒に過ごしたいという希望を持って当院へ転院。

＊　＊

お母さんの歌稿の中に「転院」という章がありました。

妻が転院をさせたがってをりますと
　話きり出す神無月の君
さらに惨めな事態起きればどうすると
　なじりたげなる眼差し昏し
週四日二時間毎の面会で
　昏睡来る日を待つ子の時間
お母さんは洪作君のそばにできるだけ長く居てあげたかったのです。面会時間の規則がきびしいその小児病院と比べて私達の病棟は、末期の患者さんの場合には規則は無いに等しく、お父さんお母さんはいつ来ても、いつまでも居て良いということになっていました。そばにいてあげたいというお母さんの気持ちは痛いほどよくわかりました。

「どんなに具合が悪くとも、むこうの先生が転院を許してくれれば、
こちらはお引き受けしますよ」
とお話をしました。

いかに症状が複雑でもお引き受けする
　主治医の言葉に心勁くす
お噺を思う存分読み聞かせ
　息子は眠るくまさんの森に
窓辺にはハローウインを待つかぼちゃ
　夕焼け走るココのトラック
こうちゃんの部屋大好きと入り来たる
　看護婦さんに心弾ます

朝のうち部屋を訪う保母さんの
　手に日替りの手作りおもちゃ
寝台ごと運ばれて見る映画会
　ココあんぱんまんまん半身で踊る

＊　＊

結局二か月あまりを聖路加で過ごし、洪作君は亡くなりました。
また会はむこうさくの好きな草色の
　クレヨン持ちて病室を去る
かくれん坊しているだけと言ってみる
　枯れ葉からころ忍びやかなり
暑いよとふうわり夢に投げよこす

子のブルゾンの正しき重さ
「会うはわかれのはじめ」とか言います。子どもを持つこと自体、そのはての別れを内包しているのは事実ですが、そのようなことを常に思いめぐらせながら暮らしている人などほとんどいるまいと思います。しかし、このようなフィーリングこそが生きていく上で大切なのだと、洪作君のお母さんの歌を見せてもらって感じました。

＊　＊

洪作君のチャートの最後のページにその傑作はありました。病棟での受け持ち医だった愛甲先生の記載です。

＊　＊

十二月十六日、午後四時二十分、呼吸停止。母親在室。蘇生に反応

せず。午後五時、父親、兄、姉も到着し、家族全員に静かに見守られながら午後五時三十四分、天国へ召された。

今、思うことは「短かかったな」ということ。もっといろんなことを洪ちゃんとご家族にやらせてあげたかった。あと二、三か月だけでも良い状態が続いてくれていたら……。今さらながら数少なかった絶好調の日々が洪作君にとってどんなに大事だったかがよくわかる。そんな日をより良い日にするために、洪作君の大嫌いなガーゼ交換をサボってあげたことは間違いではなかったのだと確信した。

細谷先生が「洪ちゃんのご両親が、不平不満を何も言ってくれないのが心配だ。いろいろと言いたいことはあるはずなのに」と話されていた。そうかもしれない。発病以来、ご両親の引きずってこられた医療不信を完全にとり去ってあげられなかったであろうことが大きな敗北感として残る。ただひとつの救いは臨終に際し、家族全員がしっかり洪作君の死を受け止めることができたことだ。洪作君がいなくなっても、この家族は大丈夫、やっていけると思った。

でもやっぱりもう少し時間をあげたかった。

＊　＊

あれから七年が経ち、小児の緩和ケアも皆によく理解されてきました。愛甲先生は小児の神経学を専門に選び、今、メキシコの子ども達のために働いています。

星のクッキー

午前中、外来のあいまに病棟に上がってプレイルームをのぞいてみます。子どもたちが集まってクッキーを作っていました。

「どんなクッキーができあがるのかな」

「きまってるじゃん。今日はお星様のかっこうのを作るの」

作業中の子の中で一番年長のユリちゃんが答えてくれました。いつもは、ハート型のがあったり、犬や人間もいたりするのですが、その日はお星様一色でした。大小様々の星の形にぬかれたクッキーの生地が、オーブンに入れる黒い天板の上にいっぱい並べられて、まるで本物の夜空のように見えます。

七夕がもうじきなので、その準備なのです。

――そう言えば、去年もこんなことがあったな――

と思い出しながら、あれから一年しか経っていないのに、去年はしゃいでクッキーを作ったユウジ君も、その友達のコウちゃんも、一平君も、みんなこの世からいなくなってしまったことに気づいて、一瞬呆然としてしまいました。

病棟での子どもたちの生活を明るい張りのあるものにするために看護婦さんや保母さん、それに栄養士さんの助けを借りて様々なもよおしをします。一月はおもちつき、二月は節分、三月はおひな祭り、四月はお花見、五月は端午の節句と続きます。そのあと六月は、わりと何もない月で七月の七夕が次にくるので、子ども達は七月七日を楽しみに待っているのです。

七夕は、もともとは、中国の牽牛、織女の伝説が日本に伝えられて始まった行事のようです。大好きな恋人同志が一年に一回だけしか逢うことができないなんていうのは、いかにもわが国でうけそうな話です。

その伝説が日本古来の棚機津女《たなはたつめ》の信仰と一緒になって、今の七夕のイベントができあがったのだと、大学の時に国文学の先生から聞かされました。ちなみに棚機津女の信仰というのは、神前に機おりの機を設けて、汚れのない乙女が機おりをして一夜を過ごすのです。すると、そこに神様が降りてきて、翌朝お帰りになられる時に、村人のわざわいや悩みなど、すべての汚れを持ち去ってくださるという信仰です。万葉集の大家だったその教授は、真面目な顔でボソリと、

「わが国には八百万《ヤオヨロズ》の神々がおわすのですから、中にはこのようなゴミあつめのような仕事をなさる神様もいらっしゃるわけです」

と言われたのを、よく覚えています。

季節の行事は時の経過を強烈に意識させる効果があります。

一年前のあの日、七夕のおゆうぎ会があった日の夕方、キッチンで子ども達用に作ってあるおいしい麦茶をごちそうになりながら、古顔の保母さんと話をしていました。すると彼女が、

「先生、ユウジちゃんのお家って大変なんですね」

と言います。

「なにが」

「お父さんがなんだかボーッとしているし、新しいお母さんは全然やさしくないし……」

私は、

「へえ、そうなの」

とだけ答えておしまいにしてしまいました。事情はある程度知っていたのですが、その日は私もくたびれていて、彼女と一緒にユウジ君のお父さんとお母さんの問題点について話し合うほどの気力がなかったからです。

ユウジ君は、なかなか治らないタイプの白血病で、はじめは地方で治療されて、再発してからお父さんの都合で東京に引っ越しをしてきた小学五年生でした。骨髄移植なども無理な状況でした。

お父さんと新しいお母さんには、何回か外来の私の部屋まで足を運んでもらって、ユウジ君の病気はもう完治させるのはほとんど不可能であること、病気とまともに闘うと、その治療のせいで、かえって大きな害をこうむってしまうことをお話して、今は、皆で過ごせる時間を貴重なものと考えて大切に暮らす方が良いと思うのだけれども、と相談をしました。

お父さんに嫁いだばかりに、急に末期の子のお母さん役をしなければならないなんて、とても大変です。そんなお母さんの事情をよく理解してあげても、いまいち、お母さんがやさしくないのです。

そのままにできないような気になって、キッチンから麦茶の入ったコップを二つ持って、ユウジ君の部屋を訪問しました。

「先生、僕の作ったクッキー食べる」

彼のまくらもとの引き出しには、十個あまりのお星様のクッキーがしまってありました。

「あとで、ユウジ君が食べればいいよ。先生は今、キッチンでごちそうになったから、大丈夫。どうもありがとう」

「これはね、今度の日曜日にお見舞いにくる妹にあげるんだよ」

「ホント。それはえらいね。妹さんはきっと大喜びをするはずだ」

ほめてあげながら、なにかとても悲しくなってしまいました。

弱い者に対して何かをやってあげたい、という気持ちは、子どもの時から女でも男でもみんな持っているはずです。そしてそれはいわゆる母性とも直結するものだと思うのです。でも、時に、たとえお母さんになってもこれが、うまく発動しない人がいるのです。ユウジ君のお母さんは、そんな感じのする人でした。

ユウジ君が亡くなる数か月前には、ご自身の赤ちゃんも生まれたのに、ユウジ君と妹さんには、最後までお母さんらしくありませんでした。

でも、そのお母さんが、ユウジ君が亡くなってから、ずいぶん時間が経って、赤ちゃんをつれて外来へあらわれた時には、全く変身して、すっかりお母さんらしくなっていました。ユウジ君の妹さんにもとてもやさしかったのです。私は思わず心の中で、

「もう少し、がんばることができたらよかったのにね、ユウジ君」

とつぶやきました。

桜桃

ビニールハウスなどを使っての促成栽培が盛んになって、野菜の持つ季節感がどんどん希薄になってきました。それに比べると果物は、まだまだはっきりした季節感を持っています。

夏に向かう頃には、白桃、西瓜、秋になってからのぶどう、林檎、蜜柑などおいしくて季節を感じさせるものがいっぱいあります。中でも、ほんの短い間だけの果物の王様として登場するのが、初夏の桜桃、いわゆるさくらんぼです。私のふるさと山形は、桜桃の本場です。

子どもの頃、実家の離れの前に大きな桜桃の木がありました。私達、地元の子ども達にとって、桜桃とさくらんぼは、まったく違うものでした。

みんなが、

「きれいだね」

「ほんとに」

とお花見を楽しむ染井吉野の花のあとにできる、すっぱくて少ししぶい紫色の小さな実がさくらんぼ、それに遅れて五月になってから咲く地味な真白の花のあとの、大ぶりの甘い実を桜桃と、呼んでいたのです。

最近では、かわいいイメージを大切にして高く売ろうというつもりなのか、出荷する地元の農家までが「さくらんぼ」「さくらんぼ」と言いたてて、桜桃という呼び名が使われることがなくなってきたのは、とてもさびしいことです。

太宰治の最後の年に書かれた作品に、「桜桃」という短篇があります。

〈子供より親が大事、と思いたい〉

という一言から始まる小説です。彼自身がその中で、

〈実はこの小説、夫婦喧嘩の小説なのである〉

と言っているとおりの筋書きなのですが、これが実に悲しい話なのです。

ひとりよがりということがみえみえにわかっていながらも、家庭の

幸福にのめり込むことができない父親の気持ちが、文庫本で十ページにも満たないこの短い作品の中につめ込まれています。

夫婦喧嘩のあげくに、仕事をしに行くということで家を出て、主人公は「酒を飲む場所」へ出かけます。そこで女が桜桃を出します。

〈私の家では、子供たちに、ぜいたくなものを食べさせない。子供たちは、桜桃など、見た事も無いかもしれない。食べさせたら、よろこぶだろう。父が持って帰ったら、よろこぶだろう。蔓を糸でつないで、首にかけると、桜桃は、珊瑚の首飾りのように見えるだろう。

しかし、父は、大皿に盛られた桜桃を、極めてまずそうに食べては種を吐き、食べては種を吐き、食べては種を吐き、そうして心の中で虚勢みたいに呟く言葉は、子供よりも親が大事〉家庭に神経を集中させると、男として追求すべき、もっと自分にとって大切かもしれない、それでいて、何であるかわからない、あいまいなものが見えなくなり、見失ってしまうのではないかという漠然とした恐怖が、いつもこの父の心の底に沈澱しています。男のうち、何割かの人にはよくわかる気分です。

料理をするのは大好きなのに、酒のさかなになるようなもの以外は作りたくないと私が思うのも、ひょっとしたら、そんな気分からくるものなのかもしれません。電気がまを使えば簡単なのに、ごはんそのものを炊くのも嫌いです。お米を研ぐという行為自体、男としてやっていけないことのような気がしてしまうのです。だから家庭の幸福を具現化したようなケーキ作りなど、もちろんやったことがありませんでした。

たまたま「桜桃」を読み返していた六月のはじめの日曜日でした。家族はそれぞれに出かけて、一人きりの留守番の日でした。

――もうじきまた、桜桃忌がくるな――

と思いました。

太宰治は私の生まれた年（昭和二十三年）の六月十三日に玉川上水に入水しています。彼の忌日は桜桃忌と呼ばれています。

ふと、アメリカにいる時、外来のナースが作ってもってきてくれて、小児科の仲間とみんなで食べたチェリーパイを思い出し、無性に食べたくなりました。ボーッとして過ごしている日の思考過程ほど、バラバラなものはありません。

今日はだれもいないのですから、ケーキ作りには手を出さないという私の信条をやぶっても、みつかる心配などないというものです。本棚を探して、むこうで買ったレシピブックを引っぱり出して、必要なものを近くのスーパーで買いそろえ、さっそくお菓子への初挑戦を始めることにしました。

チェリーの缶づめを開け、チェリーをざるにとり汁気をとります。砂糖、コーンスターチ、レモン汁などをまぜてお鍋にかけてしばらくかきまぜ、火をとめてチェリーをもどし、キルシュを加えてさまします。きれいなきれいな幸福色です。

パイ生地を作ってめん棒でのばし、たたんではまたそれをくり返します。どうしても手に生地がベタベタくっつきます。

以前、お菓子作りのセミプロを自認する私の一番下の妹が、

「私の手はいつも冷たくて、パイ作りには向いているのよ」

と言っていたのを思い出しました。

でも、それなりにまとめて、オーブンに入れて待つこと四十分。小ぶりながらなかなか見事なチェリーパイができあがりました。一切れ切って食べてみると、これがとってもおいしいのです。

――どうしよう――

酒のさかな風ごはんのおかずなら、時々作って能書きをたれて、大好評をはくすことにもなれているとはいえ、これはまぎれもないお菓子です。お菓子までうまく作ったとなると父親としてはちょっと落ち

着きません。

——太宰みたいにみんな食べてしまおうか——

とも思ったのですが
——いっそ、患者さんのお母さんが作って届けてくれたことにしよう——

と心に決めました。

料理の道具をかたづけ、飛び散った粉をふきとって、あとはまたボンヤリ過ごした日曜日でした。

虫垂炎の話

世の中には本当に丈夫でないとつとまらない職業というのがいろいろあります。たとえば総理大臣をはじめとするトップクラスの政治家。自分よりも二まわりも年上のおじいさんの大臣達が、あっちへ行ったりこっちへ行ったり、めまぐるしく動いているのを見ると、

——あんな年齢で大丈夫なのかな——

と思い、イデオロギーとは全く関係なく、

——えらいもんだな——

と感心してしまいます。

私達、一般病院の勤務医もかなりの重労働で、家族との夕食などもままならず、丈夫が一番の仕事なのですが、そんな私でも、

――大変だな。政治家に比べたら、オレ達の方がまだ良いかもナ。若いんだし、これくらいの仕事は我慢しなくちゃいけないのかもしれない――

と思ったりもしていました。

つい最近、知り合いの看護婦さんのご主人が、あれよあれよという間に代議士になられました。

「良かったね。おめでとう。でも今までの団体職員というのと比べると大変だろう。家族と一緒に家で食事するなんてのも無理になってし

まったろうし……」

と、自分と同じ塩梅《あんばい》になってしまったと思われる彼への同情をこめて、代議士夫人に聞いたところ、

「べつに……。一週間のうち半分ぐらいは家で夕食を一緒に食べているのよ」

との返事でした。

――政治家っていっても、忙しいのはトップクラスだけなのかな――

と、ちょっと拍子抜けしてしまいました。

私達の業界は駆け出しは駆け出しで忙しいのです。研修医の一年目の時に、休みなく働いて、

――なんでオレはこんなに丈夫にこさえてあるんだろう。高校、大学

と運動をもう少しひかえ目に、もっとガリガリ勉強すれば良かったのかな——

と、風邪をひいては、時々お休みする先輩をみながら、自分の身体の頑健さをうらめしく思ったりしたこともありました。

小児科のフレッシュマンは、私ともう一人の計二人で、スカウトワークと呼ばれる採血その他の単純な肉体労働を一手にひきうけてやっていました。

次の年の春、私達の下に、研修医が一人やって来た時のうれしさは今でも良くおぼえています。

そんなある日、突然、相棒がドイツへ留学することになってしまいました。それ以後は、前にもましてきつい日が続くようになりました。

二年目でも、まだまだ新米でしたから、採血も注射も下手でしたし、お母さんやお父さんへの病気の説明だって、そううまくスムーズにはできません。昼飯を食べる時間さえ見つけることができない日が続きました。

――もうちょっとヤワに作ってあれば、風邪のひとつもひけるのに

……――

などと、また、とんでもないことを考えたとたんに具合が悪くなりました。

吐き気がして右の下腹がひどく痛み、ご丁寧に熱まであります。

――アララ、これは急性虫垂炎かな。手術になれば一週間は休めるな

――

と、困った中にも、どこかちょっぴり期待感を持った若き日の自分を、少しばかりいじらしく思います。

消化器内科の医長は、診察台の私をじっくり診察して、血液の結果と合わせてみて、

「これは間違いないね」

と太鼓判を押し、外科の医長は、

「こんなにすべての徴候がきれいにそろった虫垂炎もめずらしいな」

と言ってくれました。

急性虫垂炎の診断については、マクバーネーとかロゼンスタインとかロブズングとか、それをみつけた医者の名前のついている特別なサインがあるのです。マクバーネーは右の下脇腹にマクバーネーのポイ

ントと呼ばれている圧痛点があり、そこを押すと患者さんは飛びあがらんばかりに痛がりますし、ロゼンスタインの徴候というのは、右下よりも左下の側臥位の時の方が右下腹部の圧痛がひどくなるというものです。どれも医学部の時にしっかり教えこまれたものです。

その日のうちに手術になりました。当然、同期の外科の研修医のかっこうの餌食になりました。

「診察上の所見からも、細谷君のアッペ（虫垂）は後方にまわり込んで、少し長目のやつかもしれないという合意に達したから、少し大き目に切ってアプローチすることにしたから……」

などという説明のあと、麻酔の前投薬を注射されました。

「何か使ってみたい前投薬ってある？」

私は、前にも書いたように太宰治の大ファンでしたから、彼が常用したパビナールアトロピンをリクエストしました。

やられたあと身体がフワフワして妙に良い気分になり、これはやっぱり危い薬だなと思いました。手術をやられるのだという不安もどこかに消し飛んでしまいました。しかし、研修医の虫垂炎の手術など、手術室が忙しくなれば、当然あとまわしにされてしまいます。

私は、すっかり前投薬の効果が切れたあとに、手術室へ搬送されました。腰椎麻酔をやられて、開腹され虫垂切除術が行われました。前投薬が切れていたせいもあり、結構いろいろと先輩の麻酔医に文句を言ったらしいのですが、本人には全くそのようなおぼえはありません。

切り取られた虫垂は、軽い炎症の所見はあったものの、ほとんど正常と言っても良いような状態でした。結局、私の虫垂炎もどきはウイルス性の風邪に消化器症状が強く伴ったものだったのだろうということになりました。

傷あとは、二、三日痛みましたが、目論見通り休暇がとれて、ゆっくりできました。でも医学的知識があるということは、思いこみでどんな病気にでもなれるのだということを実感して、少しこわかったのをおぼえています。

あれ以来、また一段とタフになり、日本での研修を終え、一層きついアメリカのトレーニングにも音をあげずにすみました。

前に一度、脊椎損傷の患者さんの生き方をあつかった「この命、だれのもの」という演劇の舞台稽古を見に行かされたことがあります。

実際の臨床の場からのコメントが欲しいということで、演出家の浅利慶太さんから病院に要請があった時のことです。その時、稽古のあとのお茶の時間に浅利さんが、

「どうしようもない壁に、人間がむかいあった時、ドラマが生まれるのです」

とおっしゃいました。

臨床医の日常はドラマの連続です。私達の仕事は、人間に対して知的好奇心を持ち続けることができたなら、いつまでも忙しくしていられます。

それだけに、自分の身体と心を健康に保つということがとても大切なのだと自戒を持って思います。

——病気になったら休めるのにな——

などと思ってはいけないのです。

甲子園

筋ジストロフィーの子ども達をみている国立療養所の先生達から招ばれて研究会に話をしに行きました。

まったく畑違いの私が、のこのこ四国の高松まで出かけて行ったのは、お世話係だった多田羅先生から、

「私達も、筋ジスの子ども達に病名と病態を伝えたうえで、病気と暮らしていく手伝いをしたいと考えるようになっています。違う分野ではありますが、最終的に治すことができなくなった一部の小児がんの

子ども達のケアをしておられる先生のやり方をお話いただければうれしいのですが」

といったご丁寧なお手紙をいただいたのと、以前、そのグループの先生達のお一人と文部省の病弱児教育の会でご一緒した時に、

「私達がケアをしている筋ジスの子ども達の暮らしは、毎日、毎日が喪失の連続なのですよ」

というお話を聞いた時の衝撃がまだ心の中に残っていたからです。

小児がんの代表的な疾患として急性白血病を例にとってみると、治療のあと、化学療法の副反応で一時的に落ちこむことがあっても、また、元気になり、エネルギーをたくわえて次の治療にチャレンジをするということのくり返しです。決して喪失の連続ということはありま

せん。たとえ、いよいよ治らなくなってしまった子ども達でも、その時期なりの波があり、思いがけずよくなる日々があるものですから、明日は今日より良い日かもしれないと思うことができるのです。

高松での会に参加して、現場でなければわからないことがたくさんあることにびっくりし、病気の子ども達を支えようとしているたくさんの人達の情熱に感激してしまいました。

私の話も、ある程度の参考にはなったようでなによりでした。

東京に帰ってから、前の年に亡くなった一人の患者さんのことを思い出しました。

辛い喪失感を味わっただろう十四歳の男の子R君のことです。

十三歳になって間もなく右眼窩の腫瘍がみつかりました。涙腺の癌でした。大学病院の眼科で摘出後に放射線で治療されて退院しましたが、十四歳で再発してしまいました。眼科から内科に転科させられて化学療法が始められたものの、腫瘍はどんどん大きくなり吐き気と頭痛がひどく、お父さんとお母さんが、できれば痛みをとる治療を中心に自宅でしっかりみてあげたいからということで私のところに相談にいらっしゃいました。一九九六年の四月でした。

まず一度、小児科に入院してもらうことにしました。R君は、年齢よりもずいぶんおとなっぽい感じのする少年でした。癌のひろがりを確かめながら、痛みをとる方法を探すことにしました。眼窩のMRIをとってみると癌は右眼窩のほとんどすべてを占め、周囲の鼻腔、副鼻腔はもちろん、頭蓋骨の中まで浸潤し、脳を圧迫していました。食欲がなくて、頭痛がひどいのもあたりまえです。経口のモルヒネと、頭蓋内圧を下げるためのデカドロンが始められました。幸いなことに一、二週間のうちに頭痛はほとんど無くなり、寝たきりで話もしなかったR君は前よりかなり活動的になってきました。

本人におかれている状況をきちんと説明すべきだということをご両親にも判って欲しいと思いました。

ご両親との話し合いの中で、お父さんは、

「今回の治療で、あんなに苦しかったのが、ここまで楽になってみると、本人はもう少し良くなってから家に帰った方が良いと考えているかもしれません」

と発言し、お母さんは、R君が、

「進んだ癌には抗がん剤は効かないんだよ」

とか、

「好きな事を好きな時にやらせて欲しい」

とか言っていることから、

「Rが本当のことを知った上で、いろいろなオプションの中から選ぶのがベストかもしれない」

と言いました。

その日のご両親との話し合いの結論は、R君が傷つかないように配慮しながら本当のことを伝える、言いたいことは自由に話せるムードを大切にする、まわりの人、特に学校やクラスメートとのつながりが切れてしまわないように注意することなどでした。

翌日、R君をまじえてカンファランスをもちました。R君は下を向いてじっと聞いていました。まず病気の現状の復習です。

腫瘍はタチの悪いもので、発症の原因は全く不明であること、できものが脳に隣接しているので大きくなると頭痛や吐き気などの症状がでてくるのだということ、今は治療によって少し元気になったけれども、これは、腫瘍そのものに攻撃を加えて良くなったわけではなく、痛み止めや、むくみを減らす薬が効いているからなのだということ、今みたいなちょっと良い状態がいつまで続けられるかは誰にもわからないことなどが、伝えられました。

R君と三つの約束をしました。

一つ目は医療者がR君に嘘をつかないようにするという約束、二つ目、痛みは全力を出して消すようにするという約束、そして三つ目は、苦しくないように辛くないように工夫するとの約束です。

かなり衝撃的なミーティングでした。でも私は話を進めながらR君なら判ってくれるはずだと確信を持ちました。最後に、

「そんなにびっくりするような話じゃなかったろう」

とわざと明るく聞いてみました。R君は軽くうなずいてくれました。

「R君の方からなにか質問はないかな」

彼はうつむいたままです。

「がんばって行けそうかな」

「はい」

はじめて笑顔がみえました。

中心静脈カテーテルを埋め込む手術も行なって、いよいよ在宅ケアの開始です。

八年前に在宅のターミナルケアを始めた頃、担当の医者は私一人でしたが、現在は小澤先生という女医さんが手伝ってくれるようになりました。第一回目は体がだるいといった訴えで訪問看護科の婦長さんだけが緊急訪問、第二回目に本格的に訪問の看護婦さんと小澤先生が行ってくれました。

「Rは時々ふっと自分の思いを口にすることがあります。私もそれを聞きたいとは思うのですが……。それのために二十四時間べったりくっついていると、Rは嫌がっておこり出します」

お母さんの話を、R君の家から帰ってきた在宅ケアチームから聞きました。自分の中学生時代をふり返ってみると、R君とお母さんの関係はよく判ります。

「私にはあまり信用がなくて、薬もRが自分で管理しています」

R君のお母さんが通っている教会が近くにありました。R君も日曜学校に通っていたのですが、いつの間にか、それも行かなくなってしまいました。腫れがひどくなっている右目が時々痛くなることと何よりも体がだるいのがつらかったのです。

「それでも、以前と比べると私がベッドサイドでお祈りをするのを嫌がらなくなったんですよ」

とお母さんは、ちょっとうれしそうに教えてくれました。

結局、R君はこのあとちょうど二か月で天国へ行ってしまうのです。

食欲はまだそれなりにあって、スパゲッティ、ラーメン、ホットドッグなどは、よく食べてくれました。好物の果物も大丈夫です。

「痛くはないです」

「眼の腫れがすっかりなくなれば、気分も良くなるんだろうけど、それはできない相談なんだ。痛みがなかったら、『まあ、いいか』といった気持ちでいてよ」

「はい」

ご両親は、一週間に一度ぐらいのペースで本人のためのイベントを考えてくれていました。二、三泊で宝塚にあるお母さんの実家へでかけること、東京ドームにR君の大好きな日本ハムの試合を見に行くことなどです。

「夜は不安が強くなるようで、隣の弟の部屋に私が寝ていてくれるようにと、Rから頼まれました」

というお母さんに、私は、

「お母さんに不安を訴えて、そばにいて欲しいと頼めるのはかえって良い傾向だと思いますよ」

と答えました。

お父さんもお母さんも私より七つ八つ年下なのですが、こういう大変なめにあわれているご両親のつねとして、とてもしっかりしておられて、お話をしていて、なるほどと思うことが毎回あります。薬をとりに病院にいらしたお父さんから、ご夫婦の役割分担についての相談を受けたことがありました。

「お父さんは、コンディションの良い時を積極的に見つけて、何かイベントを企画して楽しませる係を、お母さんは、大丈夫よと言ってあげて不安を消す係をやりながら、協力してはどうですか」

とアドバイスしたように思います。

R君の家は浦和にありました。駅からバスに乗ってしばらく行くと、周囲には畑が目立つようになります。一人で往診に行った時に、バス停のうしろに、大根や菜の花の無人販売所を見つけました。おひたし用の菜の花の黄色がとても印象に残っています。

――もう、すっかり春だものなあ――

と思いました。

婦長さんが五月に入って、チャプレンの佐々木先生を連れて訪問をしています。その日、R君の痛みはひどかったようで、痛み止めを増量してほとんどウトウト眠っていました。

「頭痛に加えて耳鳴りが始まったようで、夜中にちょっと不安な様子が見られます。生活のすべてをRにかけてあげたいと思うけれど、他に家族もいて、そうもできません。そのことで何かうしろめたい気がしたりして……」

お母さんは、さすがに現実をきちんととらえておられるし、自分の悩んでいることをうまく言葉に出すことができているから、大丈夫というのが、その時のチャプレンの印象だったようです。

不安はいっぱいのまま、こちらにおしりを押されるようにして宝塚行は決行されました。

R君の大好きな従兄とも楽しい時間が過ごせました。ちょっと疲れたものの無事に二泊三日の大旅行は終りました。R君の現在の問題は吐き気です。眼の腫れがますます大きくなっていることを考えれば、腫瘍が内側へも成長し、脳を以前にも増して押しつけているのだろうと考えられました。病院ならば、すぐMRIを取るところなのですが、とったところで治せないのだからどうしようもないのです。こちらの知識と勘で病態を推測して、それにあった対症療法を考えます。

R君は自分がどう思っているかということについては、ほとんど医者や看護婦には話をしません。病状は確実に悪化してきています。それでもR君は家にいられることを良いことと評価してくれているようで、病院に戻りたいという意思表示はありませんでした。

水分の摂取も少なくなり、唇の乾きが目立ちます。脳圧を下げる薬も使えるからという理由で試験的に点滴が始まりました。

「点滴はこのあとどうしようか、R君」

看護婦さんがたずねると、R君は、

「やってもやらなくても、あまり変りはない。だから、どっちでもいいよ」

多分、お母さんが、点滴をしている方が唇のカサカサもなくて状況が良さそうに見えて安心だと言っていたのを受けての答えだったように感じました。R君は、反抗期の少年の常として、お母さんに時にはつっけんどんな態度はとったものの本質的にはお母さんが大好きでした。

五月の中旬のある日、楽しみにしていた日本ハムの試合を見に東京ドームへ出かけました。ますます本格化する頭痛、吐き気はまだ完全にコントロールされてはいませんでしたが、夕方五時にドームにでかけて六時から十時まで野球を見て帰ってきました。R君はドームの中は奇跡的にひとりでちゃんと歩いたのだそうです。

でも家に帰りついた夜十一時すぎから何回も吐いて、頭痛も強くなって次の日から、本格的に脳圧亢進を治療すべく点滴を始めることにしました。

お母さんは、

「ドームに行って無理をしたからなのでしょうか」

と暗い顔をしていたそうで、看護婦さんが、

「ドームに行ったから悪くなったのではなくて、行かなくても悪くなったはずなのです。行けてよかったと思った方が良いですよ」

となぐさめたようでした。私もその通りだと思いました。

R君にも病院の方が安心だと思ったら、そう言うように頼んであるのですが、

「家の方が良い」

というR君の主張は終始一貫していました。

その頃、リースの電動ギャッジベッドが運ばれてきました。万全の

そなえです。

お父さんは次のイベントをもう考えてくれていました。サッカーのJ・リーグの試合を清水に観戦しに行こうと言うのです。

でもこの頃からR君も少し弱気になってきました。お母さんに、

「毛がぬける、眼のトラブル、頭痛、吐き気のどれか一つだけでも完全になくなれば、とてもうれしいんだけど……」

と言ったり、

「そっとしておいて」

と言うことが多くなりました。弟のS君も可愛そうなほど気を使っているのが良くわかります。

S君は一度、

「お兄ちゃんはずっとこんな感じなの」

とお母さんに聞いてきたことがありました。お母さんは、とっさに、

「すぐに良くなる病気ではないので、しばらくはこの状態が続くのよ」

と答えました。

私はお父さんに、タイミングをはかって、S君にお兄ちゃんの病気は治らない病気であること、今やっている治療はターミナルケアと呼ばれる苦しみや痛みを少なくするもので治して元気にするものではないことを話しておいた方が良いですよと言ったことがあります。何の前ぶれもなくお兄ちゃんの死にでくわすことがあるとS君のショックはひどいかもしれないし、S君自身も在宅ケアの中で一つの役割を果

たしたと思えるような行動ができるような告げ方をすべきだろうと考えたからです。

点滴による痛み止めがようやく効果を発揮しはじめた頃、R君は左眼も見えにくくなったと訴えはじめました。左眼も突出しはじめました。サッカー観戦も、

「左眼も見えなくなっては、行ってもつまらないから、行かない」

ということになりました。明暗が判る程度で人の顔の識別などは難しくなってきました。

R君に、

「全く目の見えない人って暗闇の中にいるかんじなのかな。こわいな。見えなくなるんだったら死んじゃった方がいいな」

と言われて、お母さんは、嘘をつくのは良くないけれど、簡単にこのまま見えなくなるというふうには言わずに、どこかに望みを残して欲しいと頼んできました。

次の次の日に小澤先生がR君と話しています。

「左眼が見えにくいのは右側からの影響なのだろうと思うけど……。そんな場合にはいったん光を失っても、また恢復してくることもあるんだよ」

そして、

「病院にもどって、何とかできないか眼科の先生に頼んでみようか」

と聞くと、

「いやだ」

と、実にそっけない返事でした。本格的に点滴が始まってしばらくしてほとんど痛みがとれました。

「お家にいれば、医者や看護婦が来るまでに時間がかかるけれど、それって心配かな」

「そんなことはないよ」

「左眼の視力が落ちてきているのは、ちょっと辛いよね」

「ちょっとじゃないよ」

R君はここでため息をついたそうです。話を聞いた私にも深い喪失感が伝わってきました。

五月も末になると痙攣が始まりました。はじめての痙攣は夜十時すぎのことでした。看護婦さんを通じて処置したところ一応止まりました。お母さんと電話で話します。

「できるだけの処置はしているのだけれど、脳圧の上昇を完璧にコントロールするのは難しいんですよ。これから、痙攣をいつもうまく止められるかどうかについてはちょっと疑問があります。痙攣の時、R君は意識がないから、それほどの苦しさは感じていないかもしれないけれど、脇でみている方がつらいですよね。できるだけうまくコントロールできるように頑張ってみます」

かわって電話口にでたお父さんは、

「Rの意識がこのまま落ち始めたら、コミュニケーションがとりにくくなるのでしょうね」

と、とても悲しそうな声です。

何とも言えない沈黙の時間がありました。抗痙攣剤が始まっても小さなビクつきは相変わらず続きました。お父さんの心配は現実となりました。そして四日後に左側半身が麻痺して動かなくなりました。右側は筋の緊張が増して、上下肢をたえず意味もなく動かしています。右側の脳に出血が起こったのかもしれません。お父さんも会社を休みました。

「昨夜、お兄ちゃんの所に行って『お兄ちゃん、僕だよ』って言ったら手を握りかえしてくれたよ」

とS君がお母さんに報告をしてくれたそうです。お父さんから、S君にお兄ちゃんの病状についての説明は以前のうちあわせに沿ってなされていました。このところ、弟のS君が、とても積極的にお世話をしてくれるようになったのは、そのせいかもしれません。

五月三十一日、お母さんの希望で近くの教会の神父様がいらして洗礼式が行われました。その次の日には動かなかった左側が少し動くようになりました。でもその後は静かにまた少しずつ下り坂のコースをたどりました。

その頃にお母さんから、とてもきれいな字のお手紙をいただきました。きちんと便箋二枚におさまっているお手紙です。

「Rが退院してから二か月がたとうとしております。先生には入院前からお世話になり、今もお忙しい中、家まで診察にいらしていただいたり、度々お電話をいただいたり、私達の支えとなって下さっていること、心から感謝しております。私の今まで持っていた感覚では、今のRのような状態になりましても、在宅でケアができるとは考えられませんでした。Rが家にいられることは、私がこのような中でも（いつもとは言えませんが）比較的心穏やかに生活していられる大きな救いとなっております。本人の希望が叶えられ、看病する方にとりましては嬉しいことです。

Rの小さい頃のことを思い出してみますと、一人で頑張って来たことが多かったように思います。二歳前に弟のSがおなかの中にいた時の私の入院、五歳の時には髄膜炎で入院させられて一日おきの面会しか許可されませんでした。六歳になって弟が腸重積で入院し、その時は私が病院につきそわなければならず家でお留守番、七歳の時、宝塚で、やっぱり弟のSが重い腸炎にかかって、学校が始まってしまうので一人で新幹線で帰ったこともありました。こんな小さな頃の経験が、何でも自分で決め、自分でやる子供をつくってしまったのかもしれません。もう私の助けもあまり必要としていないし、離れて黙って見守ることをしていかなくては……と思っていましたが、逆にこんなにいつも側にいられることになり、Rにとっても、私にとっても、今までの分なのかもしれないと思ったりしています。……（中略）

Rが時に穏やかに寝ている姿を見ていますと、感謝の気持ちでいっぱいになります。仲々ゆっくりとこのような事をお話できる機会がありませんので、お便りいたします。本当にありがとうございます。これからもよろしくお願いします。とてもお忙しい日日、どうぞお身体、お大切になさって下さいませ」

辛い毎日の中で、様々のことを考えて、それでも感謝できるお母さんはとてもえらいと思いました。

六月に入って血圧も少しずつ下がりだしました。六月十四日、午前中に時間をみつけてひとりで往診をしました。呼吸脈拍も末期に独特な乱れを見せ始めていました。

ありのままのことをお話しました。ご両親は、落ちついて静かに聞いておられます。

「いつ頃まで、もつのでしょうか」

部屋の外でお父さんが聞きました。遅れてお母さんの出てくるのを待って、

「もう、そう長くはないと思います。R君がもういいやって思った時に神様がむかえに来てくれるはずです」

と言ったと思います。駅までお父さんの四駆で送ってもらいました。男同志の話になります。お父さんは大手新聞社の出版部におつとめです。

「Rがちょっと手を動かしたとか、何か声を出して言ったとかいうことが、とてもうれしいのです。こうして家族でみてあげていられることが十分に幸福だと思えます」

こんなコメントを聞くと、やはり人間て、すばらしい生き物だとつくづく感心して涙が出てきます。

その話をした次の日の看護記録をみると、〈R君の意識状態がいくらか改善して、ケアで顔を動かすと「痛ェ」との発語あり〉との記載があります。

ろうそくには燃えつきる前の一瞬のあかるさがありますが、子ども達にも絶対にそれがあります。その日の夕方の病院のカンファランスで、ご両親が時に笑い声をたてながら、R君の世話をしていたことを聞いてこちらもうれしくなりました。

「でも、いよいよかもしれないな」

と言うと小澤先生もうなずきます。婦長さんが、

「私がおたずねした時は、お父さんがひとりでR君をみておられてお母さんは美容院に行ってるとかでお留守でした。まもなく帰って来られましたけど……」

――お二人とももう充分に覚悟はできているのだろう――

と確信しました。

六月十七日、訪問のスタッフにお母さんが言いました。

「手をよく動かします。つらそうな表情はまったくなくて、とても静かです。脈はとても早くて数えられないほど……。いままでの経過がRにとっては一番良かったと思うことができます」

もう誰の目にもR君の最期は間近でした。

六月十九日、小澤先生が往診してくれました。尿もほとんどでなくなっています。そして六月二十日、永眠。お母さんがとなりで寝ていました。すっと呼吸と心臓が止まりました。ほとんど気づかないぐらいの静かさでした。朝の五時二十分。午前の外来がなかった小澤先生が訪問の婦長さん、スタッフと一緒にかけつけてくれて八時に死亡を正式に宣告しました。

次の日のお通夜は、野球部の名選手だったR君らしくお友達がいっぱいつめかけて大きな教会もせまく感じるくらいでした。私は遅れて着いたのですが、雨あがりの教会の庭にはまだそこここに、流れる涙をふきながら残ってくれている友達がいっぱいいて、とてもうれしかったのをおぼえています。野球帽にユニフォーム姿でR君は棺におさめられていました。眼は両側とも何事もなくて、すぐ起きあがってプレーできそうに見えたように記憶しているのですが……。その時の医療チームのみなが、口をそろえて言いました。

「えーと、常識から言えば、あんなに腫れていたのですからガーゼがかけてあったか、眼帯がしてあったかだと思うんですけど……。でも私も何もしてなくて元気な時のR君のお顔だったように思います。ちょっと変ですね」

それから十か月ほどしてお母さんから家族の人達の近況を伝えるお手紙が届きました。

〈私は認定心理士の研修に参加したり、カウンセラーの資格をとるためのレポートを書いたり、ほんの少し「がんの子どもを守る会」でお手伝いをさせていただいたり、Sの中学校の役員をしたり、マラソン大会に出たり……それなりに結構忙しい生活をしています。主人も「守る会」のパンフレットの校正のお手伝いをしたり、マラソン大会で一緒に走ったり、仕事で良い本を作ること

に力を注いだり、なんとか元気にしています〉
そのお手紙の中に学校の文集に載ったS君の作文のコピーが入っていました。
〈スタンドに上ると独特の熱気。高校野球が行われる春休みと夏休みは、いつもここ阪神甲子園球場へ来る。ただ今回はいつもと違うことがある。兄が一緒でないことだ。
兄は六月に、十五歳の誕生日を待たずに天国へ逝ってしまった。今日は兄の誕生日。本当なら十五歳になりたての兄と、ここに来てるのにと思いながらグラウンドに眼をやると僕のひいきチームの鹿児島実業の選手たちがノックをしていた。……（中略）〉
R君は帝京高校のファンだったようです。

〈兄は小さい頃から野球が大好きで、帝京の縦じまのユニフォームを着て甲子園に出ることを夢みていた。発病してからも兄の部活に取り組む姿勢は前向きだった。きっと天国でも一生懸命に野球をしているだろう。「お兄ちゃん、頑張れ……」〉

八月十五日のR君のお誕生日は、終戦記念日です。お昼のサイレンと同時に、球場の皆と一緒に起立して黙祷をささげながら、S君は球場にいる全員がお兄ちゃんの冥福をいのってくれているような気がしました。

はぜ釣り

「はぜ」という名前の魚は、学問的には存在しないのだそうです。たくさんの種類の魚が「はぜ科」に属しており、その中の、川が湾に注いでいるあたりで釣れるのが「マハゼ」で、これを私たちが一般に「はぜ」と呼んでいるらしいのです。

東京湾でのはぜ釣りは、いつの間にか我が家の夏の恒例行事になっていました。

毎年、夏休みも終わりに近づくと、我が家の男の子たちが、きまってソワソワしだすのです。

「萩原さんのおじちゃんから、まだ連絡ない？」

「まだだよ」

「おかしいなあ。もうそろそろなのに」

そんなやりとりがあって数日経つと必ず、はぜ釣りのお誘いの電話がくるのです。

たいがい、八月の最後の日曜日でした。朝、まだ暗いうちに家を出て、高速道路を飛ばして東京湾のお台場の公園へむかいます。まだお台場が今のように開けていなかった頃の話です。

こちらは一番多い年には総勢六人、萩原さんのところはご本人と奥さん、それにお嬢さん二人の計四人です。おとな達は海ぞいの芝生にシートを広げ、後方支援本部を設営します。そしていよいよはぜ釣りの始まりです。

釣り竿も餌も全部、萩原さんが準備してきてくれているのですから、こちらは楽なものです。防波堤の上も、テトラポットの上ももうかなり混んできています。

「いいか、お兄ちゃん、ブルブルッときたらスッとあわせるんだぞ。餌のゴカイの付け方は知ってるよな」

「うん、前に教えてもらった」

「よーし、じゃあ、始めよう」

釣れだすと入れ食いで、子ども達はもう夢中です。まだまだ夏の日ざしなのですが、もうじきやってくる秋を予感させるような一種の弱さを含んだお日様です。

子ども達の一人に一つずつバケツが配給してありました。その中に大きいのは二十センチほどもあろうかと思われる薄茶色のはぜが、どんどんたまっていきます。

はぜが酸素不足で大きな口をパクパクさせるぐらいに、バケツの中がいっぱいになるころにお昼となります。お昼ごはんはバーベキューです。萩原さんの奥さんが下ごしらえをしてきてくれたお肉やイカなどが、もうもうの煙の中でおいしく焼きあがります。

我が家は、この日はお客をきめこみ飲み物とおにぎりだけの提供でした。子ども達の食べるスピードに負けないように、お母さん二人が忙しくお肉をひっくり返している間、私と萩原さんは、シートの端に並んで腰をかけて缶ビールを飲みます。冷えたビールが缶から直接、のどを通過して胃袋まで到達する至福の時でした。

「タケちゃんがいなくなってもう何年になりますかねえ」

「先生のとこの一番上のお兄ちゃんは、いくつになりました」

萩原さんのお宅は、お嬢さん二人の上に、タケちゃんという男の子がいたのです。私の家の長男と同い年だったのですが、小学一年生の時に亡くなってしまったのです。

急性リンパ性白血病でした。その当時は、今と違って、白血病は治らない病気と思われていました。

新潟で生まれ、中学を卒業して上京し、木場の材木屋さんにおつとめした萩原さんの口癖は、

「なんせ、オイラはザイカイ（材界）の大物だから……」

で、タケちゃんは、そんなお父さんのかけがえのない宝物だったのです。

「治りますよ。頑張って治しましょう」

完全治癒をめざして化学療法を続けたのですが、もう一息というところで再発してしまいました。いろいろ考えた末、世の中にようやく知られ始めた骨髄移植をやってもらうことになり、ある大学病院に移ってもらいました。

当時、骨髄移植はアメリカがとび抜けて進歩しており、日本はまだまだでしたが、妹さんのうちの一人の骨髄の型がぴったり一致し、治るためには、それしかないといった状況でした。私と同い年の小児科医がアメリカで骨髄移植を勉強して、その大学に帰ってきていました。私は、祈るような気持ちでタケちゃんを彼にたくしました。その病院は、たまたま私の帰宅の道すじにありましたので、あまり遅くない時には、様子を見に寄りました。

はじめのうちは順調だったものの、ちょっとまずいな、と皆が思い始めたある晩のこと、タケちゃんの部屋に寄ると、特別な緊張が伝わってきました。担当の若い先生が、わざわざ話をしにきてくれて、もう二、三日しかもたないかもしれないと知らせてくれました。手をよく消毒してマスクをし、ガウンを着て無菌室に入ると、タケちゃんが大げんかをしたあとのような青あざを左頰につくって寝ていました。

「タケの息が乱れて、今にもとまりそうになったんです。そしたらお父さんが、『タケ、しっかりしろ』ってバチンと……」

お母さんが涙をうかべて話してくれました。お父さんの気持ちを考えると、とても悲しくて、青あざが涙ににじんでボヤけてきました。

二日ほどしてタケちゃんは亡くなりました。

その翌年から始まったのが、恒例のはぜ釣りだったのです。

並んで缶ビールを飲み、おいしく焼けたお肉を頰ばりながら、他に聞こえないように、

「先生よう、タケ治せなかったのは先生なんだからな」

「ほんとだね。ごめんなさい」

のやりとりをするのが、ひとつのしきたりでした。

昨年の夏休みのことです。近くの友人が、「大漁だったから」と言

って、はぜを届けてくれたことがありました。天麩羅にしようと、たくさんのはぜをさばいていると、帰省中の大学生の長男が、

「そういえば、ここ二、三年萩原さんのおじさんからおよびがかからないね」

と言いました。

ひとつの区切りがついたのかもしれません。

今年の命日には、お参りにいってみようかなと思っています。

カザフスタン

カザフスタンという国をご存知でしょうか。昨年（一九九七年）、日本のサッカーチームが、フランスのワールドカップにむけて苦戦している時に闘った相手の国のひとつですから、聞いたことのある人はかなりいらっしゃるのではないでしょうか。

でも、どのあたりに位置するのかまで知っている人は、あまりおられないと思います。世界地図があったら開いてみて欲しいのですが、カザフスタン共和国は中国が中央アジアに一番深く食い込んでいるあたりのすぐ北に広がっています。

シルクロードは中国から出てこの国に入ろうとするあたりで険しい天山山脈にぶつかり、山脈の北の北路と南の南路にわかれます。そのうちの北のルートがカザフスタンを貫いています。

中央アジアは旧ソ連の核兵器の原料の供給地として重要な役割を果たしていただけではなく、実験を行う上でも大切な地方でした。特にこのカザフスタンには、旧ソ連の一番の核実験場であるセミパラチンスクがありました。もうひとつ気の毒なことに、この国は中国の核実験場からも、そう離れてはいません。

核の汚染からの様々な困難をなんとかしてあげたいという支援団体が、世界各地で動き出しています。そのうちのひとつの団体がわが国にあり、そこからの要請で、一昨年の夏におよそ一週間の日程で、首都アルマトゥイを訪れ、増えているのではないかと心配されている白血病の子ども達の現状を視察し、治療に関してのアドバイスを行なってきました。

モスクワまで行って、そこから少しもどる感じで五時間ほど飛行機に乗るとアルマトゥイに着きます。

現地でみる限りでは、放射線被害による小児がんの増加はまだ顕著ではないようで、まず一安心をしました。しかし一般の人々だけではなく、医療従事者でさえも放射線の恐ろしさを感じておらず、被害にも無関心、無頓着でいるという事実には驚かされてしまいました。

私達は、唯一の原爆被災国の国民として、一人一人にしっかり植えつけられた核への恐怖をもっと大切にして、世界中にその恐ろしさを伝えなければならない義務があると思います。放射性物質による汚染の起こり方にもいくつかの種類があります。

セミパラチンスクでついこの間まで行われていたという地上の核実験では、爆発と同時に放射性物質は土砂と一緒に上空に舞いあがります。しかし成層圏にまで達するものは少量であり、多くは、直接または対流圏の気流に乗って、比較的近くの地域に高濃度のまま降ってきます。

ちなみに広島や長崎に落とされた原爆は、大量の人間の殺戮と町の破壊を目的として、五〇〇メートルほどの上空で炸裂するようにセットされました。その結果、軽いウラニウムなどの放射性物質は、地上に落ちるよりも成層圏にまで舞い上がり、ジェット気流に乗って地球全体にまんべんなく死の灰として降りました。

もうひとつの特別な例として、原子力発電所などの施設の爆発があります。これもまた、旧ソ連のチェルノブイリの悲惨な事故が良く知られています。火災と爆発で、放射能をいっぱいに含んだ煙が近隣の土地を汚染し、一部は気流に乗って、かなりの遠隔地にまで影響を及ぼしました。発電所から三〇キロメートル四方は、完全に人の住めない土地となってしまったといいます。回復には百年以上を要するそうです。もし、人口密度が高く狭い国土の日本にこれが起こったら、人的被害に加えて経済的な打撃もはかり知れないものがあるでしょう。

カザフスタンで、私たちがやらなければならないことはたくさんありました。六十床ほどの小児がん病棟を回診し、現地の小児科医と症例の検討会を行い、血液の標本を見なおしました。私の他にも小児科医が二名おられたので三人でさまざまな事を話しあいました。

カザフスタンという国においては、貧困による飢餓がまだ存在し、結核をはじめとする種々の感染症への対策も充分ではありません。このような状況で、白血病治療などというきわめて先進的な分野での国際的な協力は、本当に意味があるのだろうかというあたりも大きな疑問でした。

抗がん剤はもちろんのこと、抗生剤もうまく手に入れることができないような国なのです。ドイツの救援団体から最新の検査器機が贈られていました。でも試薬が思うように手に入らないために稼動していませんでした。そんな所に、最新の医学情報と、最新の抗がん剤がほんの少量入ってきます。これは一種のパニックです。

輸血や抗生剤によるサポートが不十分なまま、一番新しい強力な化学療法が行われ、治療そのもので、子ども達が死んでしまいます。

発展途上にある国への支援の難しさをしみじみと感じました。私達の国がうまく近代化してくれたことをありがたく思いました。

しかし、カザフスタンは良い国です。ゆっくり流れる時間の中での人々とのふれあいは、私には一刻の夢のようなものでした。本当の豊かさについて考え、人間の進歩とは一体何なのだろうと考えてしまいました。

＊　＊

この二、三年、病原性大腸菌による下痢症がクローズアップされました。

私達の年代が子どもだったころには、夏になると赤痢や細菌性の食中毒などに注意しようという話を必ず校長先生がしたものです。

なにしろ、冷蔵庫などという代物は特別な家にしかなかったのです。私の家は開業医で冷所保存しなければならない薬品があり、診察室のとなりに冷蔵庫がありました。しかし毎日、氷屋さんが、冷蔵庫用の氷を届けに来ていたように記憶していますから、はじめの頃は電気ではなく氷で冷やす冷蔵庫だったのでしょう。

そんな時代でしたから、生のものは、その日のうちに食べてしまわなければなりませんでした。多すぎたら隣近所におすそわけです。

そのうち電気冷蔵庫が普及し、防腐剤が食品に添加され、四、五日前のお豆腐だって酸っぱくなることもなくなり、みんながそれに慣れ始めました。

そのあとに自然食ブーム、グルメブームが到来したのです。

当然、添加物や防腐剤は退却を余儀なくされました。

ここでみんなが、長い間放っておけば食べ物は腐ってしまい食べれば病気になるのだ、ということを再認識すべきだったのですが……。

その認識が甘いままであることは、病原性大腸菌のニュースを機会にして、強く反省すべき点だと思います。

シルクロードの奥の奥、カザフスタンにも、冷蔵庫らしき箱があるのですが、冷えてはおらず、それはただの食品保管箱です。

この国の人々の主要蛋白源は羊と鶏です。そしてこの両方ともが市場で、生きたまま売り買いされているのです。

生きているまま食品を保つのが腐敗防止の一番の方法なのです。この単純なアイディアにたどりつくのに、私の頭はちょっと時間を要してしまいました。現代文明に毒されてしまっているのかもしれません。気をつけなければいけないないなと思いました。

秋

運動会

病棟での仕事を終えて夕方から、千葉の稲毛まで往診に出かけました。

「病院が嫌いだから家にいたいの」

と主張した白血病の祐子ちゃんのところです。ここ十年ぐらいの間に何度も再発し、そのたびに驚くほどの生命力で、病気をうち負かしてきた十七歳の女の子です。

今回は考えられる治療はみなやってみたのに、白血病細胞は消えてくれませんでした。それもすべてありのままに話したのですが、淋しくて退屈でとても耐えられないからということで、こちらからの入院の申し出はきっぱり断わられてしまいました。

そのあと彼女は、良い時間をいっぱい自宅でつくってみたいと、ご両親とお姉ちゃんといっしょにがんばっているのです。

祐子ちゃんは居間のベッドでまあまあ元気にしていました。

「なんだ、今日は先生だけなの。小澤先生も看護婦さんも来なかったんだね」

「ごめんね。今日はどうしても都合がつかなかったんだよ。今度は必ず二人とも連れてくるよ」

気に入ったお客さんなら、数が多い方が楽しくていいのはあたりまえの話です。診察を終え、用意してきた血小板の輸血を始めます。輸血が終わるまでの間、いろいろとくだらない話をしてあげるとお母さんとお姉ちゃんは良く笑ってくれます。お母さんの心づくしの夕ごはんをことわれないままパクパク食べて、最後に検査用の採血をして仕事が全部終わって帰る頃には時計の針は八時をかなり廻ってしまっていました。

――早く病院に帰って、検体を検査室にまわさないと、検査のおネエさん達におこられちゃうな――

と少々あせりながら、スピード狂の本領を発揮しつつ、湾岸高速を東京に向かいました。ひとりっきりのドライブなので思いきりアクセルが踏み込めます。しばらくすると左手にディズニーランドが見えてくるはずです。シンデレラ城がライトアップされて浮かびます。ちょうどその時、その真上の空に大きな花火があがりました。ウインドウ越しなので音はほとんど聞こえません。

――あの花火の下には子ども達とめいっぱい遊んであげているお父さん達もたくさんいるんだろうな――

ひとりの父親としては、ふだんの生活を考えてちょっぴり胸が痛みます。

――そう言えば、麻意ちゃんのところからもよく見えるんだろうな――

ひとりの小児科医としての私は、浦安の市営墓地に眠っている麻意ちゃんのことを思い出しました。

「おうちに帰りたい」

というのが、麻意ちゃんの口癖でした。祐子ちゃんが世話になっているる在宅ケアのシステム化はまだできあがっておらず、麻意ちゃんは最後の時期、一生懸命に我慢をして病室で頑張りました。

五歳で発病し、八歳を前にして短い一生を終えた麻意ちゃんは、浦安の自宅の自分の部屋から、このディズニーランドの花火を見るのが、大好きだったのです。ディズニーランドがまだできたばかりの頃です。

麻意ちゃんが天国に旅だったあと、お父さんとお母さんが彼女の眠る墓地を決めるためにあげた第一の条件は、「ディズニーランドの花火の見えること」でした。そして、その条件をバッチリ満足する墓地に、麻意ちゃんは眠っています。

しばらく麻意ちゃんを思い出しながら、ハンドルを握っていました。とてもやさしい子でした。お母さんが、幼稚園の年長さんの時の運動会のエピソードを話してくれたことがあります。

定期的に外来で治療を受けながらも、頑張ってリレーの選手に選ばれた麻意ちゃんは、その日のために、町内一周のトレーニングを毎日欠かさずやっていました。

いよいよ運動会の当日です。お父さん、お母さん、小学生のお兄ちゃんは、麻意ちゃんが大好きなごちそうをいっぱいに詰めたお弁当と、麻意ちゃんの大活躍を記録するためのカメラを持って、みんなそろって出かけていきました。お父さんとお母さんの心のどこかには、これがひょっとしたら娘の最後の運動会になるのかもしれないという心配がありました。

だからこそリレーで頑張って欲しいなと心から願ったのです。しかし、残念なことに麻意ちゃんのリレーでの勇姿は、だれも見ることができませんでした。

なにがなんでもリレーに出たいと言って、大泣きに泣いた子がいて、同情した麻意ちゃんが、自分から、かわってあげると言い出して、ゆずってしまったらしいのです。

お昼に、みんなでお弁当を食べながら、お母さんはその話を麻意ちゃんから聞きました。

――この子はなんて良い子なんだろう――

と思ったそうです。

でも、もう二度とやって来ないかもしれない運動会で、麻意ちゃんが頑張って走る姿を見ることができなかったお父さんやお母さんの気持ちを思うと、麻意ちゃんのやさしさがいっそう悲しくて涙がでてきてしまいます。

保育所のころからチョロチョロするのが大好きで落ちつきのなかった私にとって、自分たちの出番までの間、赤とか白の陣地にきちんとおさまって応援を続けなければならないのは、かなり辛いものでした。だから私にとって運動会はそれほど楽しいイベントではありませんでした。

そっと抜け出して、校庭のすみの草原でバッタを追いかけたり、顔見知りのアイスキャンデー屋さんから、出血特別サービスの小倉を一本ただでもらったりして、時のたつのを待ちました。楽しみと言えば、母が運んでくるお重詰めのお弁当だけだったのです。

そんな私も、父親になり、子ども達の運動会に出かけるようになりました。すると、一変して、世の中にこんな感動的な行事はないと思うようになりました。

子ども達が、エネルギーを燃焼させ、小さな手足を目いっぱい動かし、力の限りグラウンドを駆けまわります。それだけでも充分に感動的で涙がでてきます。長男が幼稚園の運動会に初出場した時、思わずジーンときてしまって、あわてて何かを探すふりをして涙をごまかしたことなどもありました。

小児科医になって麻意ちゃんみたいな子を何人もみてからは余計に

その傾向が強くなりました。

町を歩いていてたまたま運動会に出くわすと、のぞかずにはいられません。おチビさん達が一生懸命にやっているのを見ると、それぞれの子の家のこと、とりまく人間模様などを想像したりして
——みんながんばれ——

と心の中で大声を出してしまいます。

麻意ちゃんのことから、運動会のことなどに思いをめぐらせているうちに、ディズニーランドの花火は、ずっと遠くになって見えなくなってしまいました。

忘れられない日

忘れられない一日というのがあります。昨年の九月十二日がそんな日でした。

岩波ホールのスタッフのKさんから案内をもらった特別試写会の期間が、もうじき終ってしまいそうなので是非、その週のどこかに時間をみつけていってみたいと思っていました。たまたま、この日、午前中の仕事が早く終ったのに加え、夕方から用事のため外出することになっていたので、午後の外来予約は少なくしてもらっておいたのですが、それがめずらしくキャンセルになったのです。しめたとばかりに、あとを若い先生に頼んで病院をとび出しました。三時十五分からの試写会ですからちょうど良いぐらいの時間です。

岩波ホールは神田、神保町にありますが、今回のは特別試写会なので銀座の裏の通りにある試写室が会場です。ちょっとわかりにくいところにあるビルの三階にあがると受付があり、みな席についてもう間もなく映画が始まるところでした。

オーストラリア映画で「ある老女の物語」という作品です。五十席ぐらいの小さな試写室の席は七割ぐらいうまっているのですが何故か、お客はほとんどが熟女から老女といった人ばかりで思わず男の客を探してしまいました。

オーストラリアはメルボルンが舞台です。主人公のマーサは七十八歳の肺がんをわずらっているおばあさんです。老いと病気で肉体的には弱っていく過程にあるけれども、ユーモアと自立心に富み、誰とでも気軽につきあうこのおばあさんは、大好きな息子がいる家庭にもやっかいにならず、息子がすすめる老人ホームも病院もことわり、訪問看護婦のアンナのケアを受けながら、快活に暮らしています。一人ぐらしの老人、売春婦、ゲイのカップルなど、いろいろな人々が登場しますが、みんなそれなりに一生懸命生きています。そしてマーサは小鳥のジーザスと黒猫のサムの世話をしています。

このおばあさんを演じているシーラ・フローランスという女優さんが、迫真の演技を見せているのですが、実はこの女優さん自身が、がんにおかされていて、病気と闘いながらの熱演で、この作品で、オーストラリアのアカデミー賞最優秀主演女優賞をもらって、そのすぐあとに亡くなったのだそうです。

マーサは死が間近に迫ってることを知らされた上で、人生の思い出の品々がいっぱい飾ってある部屋で、大好きな人たちだけに見守られて死ぬことを望み、その通りに死にます。

医者も看護婦も、最終的には彼女の決定を第一に考えて、どのようにサポートすべきかを決めていきます。

分別ある者に、ある程度、時間的余裕が与えられた場合に選ぶことのできる死のパターンです。

亡くなる本人の気持ちの持ち方が生き様に大きくかかわってくるよ

うに思います。自分がどのくらい必要とされているか、という思いの強さが生きるエネルギーであるという製作者の主張がはっきりと描かれていました。気力あふれる老女の暮らしぶりとその死に方を見終えて、四十九歳の私は、ちょっと圧倒された感をもちながら、東京駅へタクシーで急ぎます。

夕方からの用事というのは、横浜でのお通夜です。それもふたつです。

ひとつ目は、聖路加の小児科の後輩の岩堀先生のお通夜です。

彼は千葉大を卒業して聖路加で研修医生活を送り、神奈川子ども医療センターの循環器科の先生になりました。それからもう十年ほどの月日がたちます。

その前々日に、岩堀先生と同期だった若い先生二人、それに私の前任の小児科の部長から、ほぼ同時に、彼が急死したという知らせが届きました。ひどくびっくりしました。

学生時代はラグビーをやっていて、研修医の間はスキューバにはまって、海にもぐっていたスポーツマンの彼が、狭心症の発作に悩まされ始めたのは一年ほど前からだったようです。循環器は彼の専門分野ですから、自分なりに気をつけてはいたのでしょうが……。

暗くなりかけの道を斎場まで歩きます。雨が本降りになってきました。

聖路加の小児科にもどって循環器のチームを強化してくれないだろうかと頼みに行ったことがありました。「まだ、ここで勉強したいことがあるし、アメリカにも留学したいので、今は無理です」とことわられたことを思い出しました。

朝、起きがけにひどい発作がきて、あっという間に逝ってしまったとの話でした。出産を間近に控えた奥さんが、おチビさんを連れて気丈に振るまっておられたのが、とてもお気の毒でした。

次の用事があったので私は列の前の方に並び、お線香をあげて、そのまま駅へ向かいました。これから会場にむかう人々とすれ違います。知りあいの小児科医、看護婦さん、そして患者さんのご両親、皆が異口同音に「これから、もっともっと頑張ってもらわなければならなかったのに」と言うのにうなずきながら駅につきました。

まだこれから社会的に貢献できるはずだったおとなの死のパターン

のひとつです。生きようとするエネルギーが急に止められるのは無念としか言いようがありません。

生きている以上、私達も、日常ある程度の覚悟はしておかなければならないのだろうなと考えこみながら、電車で横浜へもどって、そこから横浜線で十日市場へむかいました。

次は、今日の最後の用事です。昨日まで私のところに入院して頑張っていたサトちゃんのお通夜です。十日市場の駅から斎場までの暗い道でサトちゃんとの半年を思いかえしていました。

サトちゃんは九歳の女の子で、アキちゃんという四歳の妹がいました。一年少し前の秋に左膝が痛くなって、近くの大学病院を受診して、膝の骨のレントゲンをとったそうです。結果は、骨腫瘍のうち骨肉腫が疑われ、大塚の癌研究会附属病院へ送られました。一九九五年の十二月でした。直接針を刺して生検が行われ、手術前の化学療法が始められました。癌研には小児病棟がなかったので、おばあさんやおじいさんの患者さんに囲まれての毎日でした。看護婦さんたちはもちろん、周りの患者さん達もサトちゃんのことをとてもかわいがってくれました。つらい化学療法を二か月ほどやって、腫瘍は広範囲に切除されました。骨が足りなくなった部分は、骨移植という方法で補強されて、また化学療法が開始されました。順調に治療も進んで、もう残りの治療期間はどれくらいだろうと家族の人が思った頃に、左の肺への骨肉腫の転移がみつかったのです。そして手術が行われました。以前なら、この時点であきらめられたはずなのですが、こと、骨肉腫の肺転移に関しては、しつこいほどの手術による切除と、化学療法が治癒につながるということが最近の常識となってきているのです。

病巣二個がうまく左肺から切りとられて、やれやれと思った矢先の一九九六年十一月、左膝にまた病巣があらわれてきて、結局十二月に左大腿の上少しを残して左足は切断されることになりました。肺にも、またまた転移が見られて、手術。

このあたりから、治らないかもしれないという心配が、ご両親の心の中に生まれてきました。どんなに頑張って化学療法をやっても、しばらくたつと肺の転移は数を増し、胸腔内に水がたまってきました。

そして一九九七年三月に、癌研整形外科の川口先生から、この後は治すというよりも、良い時間をできるだけ長くするためのターミナルケアを、小児がんの専門医のいる病院で行うのが得策だろうというおすすめがあって、私達の病院に移ってきました。

「もう、胸水もまったく減らなくなってきているので、お世話していただくのも、短い期間になると思います。面倒なおねがいで申し訳ありませんが、よろしくおねがいします」

癌研の先生からは、そんなお電話がありました。癌研を退院して、久しぶりに四、五日家で過ごしてから聖路加に来たサトちゃんは、初対面の私に、はずかしそうにしながらもニコニコしてくれました。両側の胸に手術のあとがあり、左大腿真中より下は切断してありました。

でも、ずいぶん元気です。

胸のレントゲンをとってみると、不思議なことに、両肺に多発性の肺転移はあるものの、心配されていた胸水は完全に消えていました。手術のあとに行われた化学療法がゆっくり効いてきたのでしょう。

——これは、しめた。楽しい時間をプレゼントすることができるかもしれない——

と思いました。お父さん、お母さんとしっかり話しあいをしました。もう治らないこと、良い時間を作り出し、できるだけ長くそれが続くように工夫をすること、そのためには、おたがいの連絡を良くすることが大切であること、最後は痛くなく苦しくなく、こわくなくさびしくないようにしましょうというのが話の要旨だったと思います。

生活に制限はなく、やりたいことをやってもらうことになりました。

三月二十五日は終業式で学校へでかけました。サトちゃんにとって久しぶりの学校でした。三月二十七日に入院してもらい、翌日にA・ポートとよばれる点滴の注入口をうめこむ手術をやってもらいました。

これはプラスチックの円盤でヨーヨーを小さくしたようなかっこうをしています。ヨーヨーのひもにあたるところがテフロンのチューブになっていて、本体の内部の空間につながっています。チューブの先端を上大静脈に入れて、ヨーヨーは右胸の皮下にうめこまれます。このヨーヨー型のポートの上側は生ゴムが張られていて、皮膚を通してこの生ゴムを刺せば、簡単に点滴や輸血ができ、採血もついでにやれてしまうという便利なものです。今後、ターミナルケアをやっていくうえで、とても大きな助けになってくれるはずです。三日で退院したサトちゃんの次の目標は、五月のゴールデンウィークにお父さんのふるさとの北海道を訪ねることでした。

四月中旬になると、少しずつ、また胸水が増えてきました。でもサトちゃんは元気です。四月二十六日には病院の外来の帰りにディズニーランドへ出かけたりもしました。

コンピューター関係の仕事で忙しいお父さんが休めるゴールデンウィークに、サトちゃんの具合の良い時期をぶつけることができたら良いのにと思いながら、状況をみていたのですが、咳がではじめて胸水も放っておけない状態になり直前の四月二十八日には入院するはめになってしまいました。

――ここまできたら、もう北海道旅行はだめかもしれない――

と私は思いました。望みは転院前に行われた化学療法が一時的にせよ効いたということでした。

そうしている間も息苦しさはひどくなります。

ご両親と相談して、本人にもわかってもらって、酸素マスクを使って翌々日から抗がん剤による治療を始めました。五日間の治療が終って、ますます胸水の量は増えてゆきます。

――だめかもしれない――

と思いながら、

「癌研でも、効かないと思ってあきらめていたのに、こちらに来てしばらくした頃に、良くなってきましたからね。まだまだ、これからですよ」

などと、わらにすがるような気持ちながら、大言を吐いていました。

十日ほどたつと、不思議なことにレントゲン上で、効果が見えてきました。五月十六日には、病院の隣の公園の一角を借りて、小児病棟のハイキング兼バーベキュー大会が予定されていたのですが、なんと本人はこれに出かけたいと言いだすぐらいまでに元気になってくれました。

とても良い天気で、みんなが楽しめる会になりました。帰ってきたサトちゃんは、

「ごはんおいしかった。いっぱいたべたよ。でもお外はとても暑かったあ」

と元気な声で話してくれました。以前の病院の建物に比べると、今の病室は、窓がとても小さくなりました。省エネとか何とか理由はいろ

いろあるのでしょうが、病院で療養している子ども達にとって景色がみえない、外気に触れることができないというのは、とてもさびしいことなのです。外にでるだけでも子ども達は元気になります。

翌日、ご両親とお話をしました。

「北海道への旅行をやるとしたら、今しかないでしょう」

北大出身の森本先生に北海道の知り合いの先生方にお願いの電話を入れてもらって、万が一の時のことをたのみました。お父さんが、ワープロで北海道旅行計画というのを作ってきました。それはそれは周到なものでした。

五月二十二日、家族は朝九時にマイカーで横浜の自宅を出て十一時に病院に着いて、サトちゃんの外泊が始まります。十三時二十分発J

ＡＳ一〇九便で羽田を出発、千歳空港でレンタカーを借りて夕方十七時には、札幌のおじさんの家に到着。翌日九時に札幌を出て旭川でお昼を食べて、十七時にお父さんのふるさと浜頓別に到着です。お父さんの生まれた家に三泊して、また逆のコースを通って五月二十六日、旭川空港から十七時四十分発ＪＡＳ一二六便で十九時二十分に羽田に着いて、夜は自宅で過ごして、翌三十日十五時に病院にもどって外泊終了となっています。

大旅行は苦しくなることもなく大成功。でもご両親は心配で、羽田から病院に直接帰ってこられました。

「カニがおいしかったよ」

と、サトちゃんが話してくれた声が耳に残っています。

この後もまた胸腔内の腫瘍は大きくなり続けました。どうにかやりくりをして六月の末の学校のお泊まり会には出席したものの、二十六日のお誕生日はだるくて大変でした。

そのあと亡くなる九月十日までの、サトちゃんのがんばりは大変なものでした。ほとんど空気の入らない状況で酸素吸入が続き、左肩が痛くなりモルヒネも併用しました。

それでもサトちゃんは一回も苦しいとは言いませんでした。化学療法を負担にならない程度に使ってみたところ、奇跡的にまた小康状態となりました。

「おなかがすいた」

と言って温泉たまごをリクエストしてくれた時には、そっと、

「えらいね。サトちゃん」

と頭をなでてあげたりしてしまいました。だんだん静かになって、お父さんとお母さんが見守るうちに九月十日、夜九時四十二分に息をひきとりました。とても安らかな最期でした。

もう夜の八時をまわっています。斎場までの道を歩いていても、誰も人とすれちがわないということは、もうとっくにお通夜はすんでしまっているのかもしれません。でも「一晩中、そこにおりますから。遅くなっても気になさらないでいらしてください」というお父さんの電話をたよりに、入口を入ると、もう焼香台もかたづけられるところでした。皆が寄っている隣の部屋からお父さんとお母さんが、出てきて下さって一人っきりでお線香をあげました。小澤先生と戸所先生も直前まで居たということなので、途中で行きちがってしまったのかもしれません。お焼香のあと、おときの席にご一緒させてもらって、はじめて北海道のおばあちゃんにお会いしました。

「九歳の子でサトちゃんぐらいおちついて、静かに病気と闘った例は見たことがありません。ご両親の覚悟と受容の確かさが、大きな助けになったように思います」

と言ったら満足そうにうなずいておられました。

いつも、亡くなる子ども達を見送る時に自分の年を考えます。

老人の死から、働きざかりの人の死、そして子どもの死と強烈なインパクトが三つ、半日という時間の中につめこまれていました。

生きていることって、とてもあやふやなことなのだけれども、大変なことだと思います。それと、自分も含めて残された人達について考えると、生きていることってなんて悲しいことだろうとも思いました。

大先輩

『図書』という月刊の小冊子があります。岩波書店が出版している本を案内するためのもので、本好きの人を相手にしているものです。この印刷物にまめに目を通している父が、ある日、

「この中にお前も知っている小児科の先生が、面白いことを書いているから、読んでみたらいい」

と一九九六年の五月号を送ってくれました。

松田道雄先生が「お医者はわかってくれない」という題で、かなり

長い文章を書いておられました。
その中で、先生は、
〈自ら死を選ぶことは、日本では倫理的選択のひとつであった。古く弟橘媛は海神の怒りをしずめるためにすすんで入水した。武士は責任を明らかにするために腹を切った。主君の愚考を諫めて腹を切った。町人でも、添いとげられない恋人たちは心中をした。心中は悪ではなかった。近松門左衛門は悲しくはあるが、美しいものとしてドラマにした〉
という様な調子で日本と西欧での自殺についての考え方の違いを述べ、人間としての威厳を保つことが難しい状況におかれた八十五歳のお寺の住職さんが、特別養護老人ホームで首をつって自死されたことを、

〈八十五歳の信仰者の選択を尊重するかんがえもあっていい〉

と肯定しておられるのです。

松田先生は小児科医としての大先輩で、たくさんの本を書いておられます。

その先生が、

〈朝、本を読もうと思って、ソファに腰をおろし、以前ならすぐに読みはじめたのに、何もしないで、ぼんやり雲のたたずまいを眺めて半時間も一時間もすごすことが多くなった〉

といった状況の中で自分の命について、思いをめぐらせておられるのが、とても感動的でした。

体が衰えていくということがどういうことなのかが、少しわかるような気がしました。

四十歳でなければわからないことがあること、五十歳になってはじめて浮かんでくる思いというのもあることは、自分自身で実感しています。六十歳、七十歳、八十歳になった時、どんなふうにものが見えてくるのかは、今の私には、皆目、見当もつかなかったはずなのに、この文章を読んだ時に、ちょっとだけ、それを感じることができたのです。

日本のお医者はもっと長生きをして、治療だけでなく、もっと広くて深い医学の使命を理解するのが望ましいとアイロニカルな結び方をしておられるのも、とても気に入りました。

私は自分の思ったことを短かくまとめて、先生にお手紙をさしあげました。

それから約一年あまりが過ぎた頃に、松田先生から、お手紙つきでご本をいただきました。

私が読んで感激した「お医者はわかってくれない」に、年老いて体が衰えると人間の生命についての見方がかわってくることを述べられた「高齢者介護の問題点」と、安楽死をめぐる「市民的自由としての生死の選択」を加えて、一冊にまとめられた『安楽に死にたい』という本です。

お手紙は筆で和紙の便箋に大きな字で書かれています。

「その後、お元気でいらっしゃいますか。私はお送りする本の三ページに書いたような状態です。この本の三十八ページにあるファンレターを下さったあなたに感謝してお送りします」

三ページを見ます。

〈私は今年数え年九十になりました。ありがたいことにまだ寝込まずにいます。そして仕事もつづけています。仕事といっても岩波書店から出している『育児の百科』の年一度の改訂のために、外国の医学雑誌を読んで新しくみつかったことを書きぬいているだけです。これはソファにねころがってできることですから、体力がなくてもやれます。

体力にかんしていえば、昨年の夏から急に弱りました。何もしないでいても、全身がだるいのです。脚が弱くなって、立ち上がるのに何かにつかまりたくなります。立ってしまえば歩けますが、

一五〇メートル先のポストに郵便を入れにいくのがやっとです。それも杖をついた方が楽です〉

――あー、そうなんだ――

田舎でまだ開業医として頑張っている父の姿を思い浮かべました。全く同じような情況なのです。

それから三十八ページを開いてみます。そして思わずニヤッと笑いながら、涙が浮かんできました。そこには次のような文章があったからです。

〈老衰人間として言いたいことを大かた吐きだしました。頭のほうも老衰ですから、まちがっていることもあるでしょう。反対の手紙を下さっても、もう論争する気力はありません。賛成のお便りは下さい。元気がでますから。

『図書』がでたとき、お手紙を下さったのは老人ホームや特養をやっている方でした。お医者からはファンレターは一通しかきませんでした〉

その松田先生も先年亡くなってしまわれました。

おむすびの味

サンフランシスコで国際小児がん学会があって出かけました。年に一度のこの学会がこのところ私の唯一の国際学会になりつつあります。アメリカで働いていた頃の懐かしい友達と会えるのも大きな楽しみです。

在宅でケアをしている末期の患者さんがいたので、行けないだろうなとあきらめていた学会行だったのですが、その子がつかわなくともよい気をつかったかのように学会の直前に急に逝ってしまったのです。

いつの間にかパスポートの期限は切れているし、たまたま飛行機もホテルも一杯というありさま。そんな悪条件にもめげずに、知り合いのトラベルエージェンシーに無理を言ってなんとかうまく都合をつけてもらって出発できました。

シンポジウムは充実していましたし、友達とも久しぶりに会えて、日常のせわしさをすっかり忘れて有意義な一週間を過ごすことができました。

それにしても、やっぱりアメリカは遠い国だと思います。様々な期待と緊張のせいもあってか、行きはそれほど苦にならないのですが、帰りの時差ボケにはいつも参ってしまいます。今回はちょっとぜいたくをして、ホノルルに一泊して体調をととのえてからもどることにしました。

――あーあ、また東京で、また仕事だ――

留守の間にもどんどんたまっていっているであろう仕事を考えると、昼すぎにチェックインしたホテルから見える夕焼けが、少しずつ色を失っていくのと同じスピードで落ち込んでいくのでした。

外へ食事にでかけるのも面倒くさくて、ホテルの中の日本風鉄板焼きレストランなるものへ行ってみました。「武蔵」という名前にこだわっているのでしょう、ウェイターが変な恰好の陣羽織もどきのものを着てウロウロしています。ビールをお盆にのせて運んでいるのを見ると、猿まわしの猿のようで、ひどくおかしく思えます。サービスものろくて、こちらはまるで、巌流島で待たされる小次郎の気分になってしまいました。

落ち込みにしらけが拍車をかけて、いやな気分で部屋に引きあげ、冷蔵庫からチーズをひとかけらとジンをとり出し、ベランダへ出ます。どこからともなくハワイアン・ウェディングソングが聞こえてきました。十階のベランダからはワイキキの夜の浜辺が見えます。ポツンポツンと散歩の人影も見えます。

タンブラーに氷を入れ、ジンを注ぎトニックウォーターで割ります。少し飲んでいるうちになんとも言えないぜいたくな気分が少しずつ戻ってきました。プラスチックの椅子にすわって、足を小さなガラスのテーブルにのっけて冷たさを楽しみながら、なおもチビチビやっているうちにふわっとして、思わずウトウトしてしまいました。

こちらに出かけてくる前に亡くなった祐子ちゃんの夢を見ました。筋はまったく覚えていないのですが、ひどく悲しい夢でした。一時間ほども夢の国へ出かけていたようです。テーブルの上に伸ばした足の先を霧雨が濡らしはじめて目がさめました。

もう真夜中です。誰もいなくなった浜辺を見おろしながら、ぼんやり波の音を聞いているうちに、祐子ちゃんの最後の日の朝を思い出しました。

十年あまりも白血病とたたかったあと、もう治る見込みはないということになり、家にいることを選んだ十七歳の女の子は、家族のみんなに見守られて、静かに眠るように亡くなりました。私と看護婦さんもそばについていてあげていたのですが、明け方近くに、祐子ちゃんのお姉ちゃんがすっと席を立って、台所の方へ歩いていきました。

しばらくして、私が徹夜のねぼけ顔を洗いに洗面所をかりようと、台所を通りぬけると、背の高いお姉ちゃんが、肩をふるわせながらお米を研いでいました。

ジャッ、ジャッ、ジャッ
耳に残る音でした。死にかかっている妹のすぐ脇で、生き残り生き続けていく者たちの食事をあつらえる。生きていることが、とても哀しく思えてしまう一瞬でした。

お米を研ぐあの音と波の音が、酔いのまわった頭の中でだぶって聞こえて、つらい夢を見たのかもしれません。

きれいに炊きあがったご飯は、のりを巻いたおむすびになりました。

祐子ちゃんが亡くなったあと、そのおむすびを食べました。思いをこめてこしらえたおむすびは、作った人の気持ちの味がします。おむすびが、時にはうれしい表情を見せ、時には悲しいムードをただよわせたりするのには、そんな理由があるからなのかもしれません。頑張って生きていこうという元気を与えてくれたおむすびでした。

アルデンテ

おいしいもののためなら、遠い道のりをものともせずに出かけます。子どもの頃からの習性です。

ふるさとの町に、焼き団子を自慢にしているお団子屋さんがありました。

「ここのしょう油味の団子は、このあたりでも一番だべな」

祖母がいつも、そう言っていました。その店は駄菓子屋さんもやっていて、メンコやビー玉、それに甘納豆のクジなどもいっぱい置いてありました。いろりが店のすみの方にあって、手拭いを姉さんかぶりにした大がらなおばあさんが、お団子を焼いているのでした。おばあさんの脇には白と黒の斑の大きな猫が寝転がっていました。おばあさんと、その猫はとても良く似た顔をしていました。

お団子といえばここのお団子しか頭になかった私に異変が起きたのは、小学四年の頃でした。

元祖花粉症の私は結膜炎をこじらせて隣町にあった眼科医院まで通わなければならない破目になってしまいました。

バスに乗っていかなければならない距離で、すぐに車に酔ってしまう私には辛い日々だったのですが、それでも真面目に通院を続けました。絵本にでてくるような白髪でふちなしの鼻眼鏡をかけたやさしいおじいさんの先生で、とても気に入ったのと、もうひとつはその眼科医院の隣にお団子屋さんをみつけたからです。

こちらでは小がらで華奢なつくりのおばあさんが、一生懸命という風情でお団子を焼いていました。

食べなれたわが町のお団子と比べてみると、少し小さめで、手で丸めたという感じがつたわってくるようなお団子でした。とてもおいしくて、子どもながらも、

――こっちのほうが、作り手のおばあさんも、お団子の丸さも、なにか本物っぽいな――

と感じました。それ以来、気持ちの悪くなるバスは乗らずに、自転車で通院をしました。バス賃はもちろん、毎回お団子に化けたのです。

ようするに、食いしん坊だったのです。おとなになるにしたがって、その傾向はますます強くなっていきました。グルメブームなどまだまだの、ずっと昔の話です。

学会や何やでどこかの地方に出かける時も、観光などより、今度はどこで何を食べようかと考えてしまいます。

数年前に、ローマで小児がんの国際学会があって出かけることになった時も、どの遺跡より、どの美術館よりも、私の最大の関心事は、究極のスパゲッティを食べてみることでした。例の「アルデンテ」と呼ばれるかたゆでがどの程度のものなのかは、私にとって長い間、解きあかしたくてたまらない謎だったのです。

ローマに小児科の後輩のM先生が留学していて、ぜひ一度ローマにも来てみて下さいと誘ってくれていたのも好都合でした。イタリア語だけでなく重症の方向音痴についても心配する必要がないのは何よりだったのです。安心して飛行機の予約をしました。ところが出発の直前に、M先生からアメリカの大学に急に移ることになったのであしからずという連絡が入ったのです。でも、もうキャンセルするわけにもいかず、不安がいっぱいのまま、乗りかかった船ならぬ飛行機ということで出かけることになりました。

成田からローマに直行して一泊したあと、四日ほどイタリアを歩きまわり、またローマにもどって学会が始まるという旅程でした。

M先生は私に肩すかしをくわせたのがよほど気になったらしく、何人かのローマの友達に私のことを頼んでおいてくれました。

イタリアについてのオリエンテーションを頼まれてくれたのは、彼が親しくしてもらっていた脳外科の教授でした。

ホテルに着くとすぐに電話がありました。日本文学を研究しているという大学生の息子さんと二人で、わざわざ迎えに来てくださるとのこと。ローマの町の真中にあるご自宅で夕食をごちそうしてくださるというのです。ムードも食事の内容も言うことなしのすばらしいディナーでした。

石造りの中世風の建物の入口には、大きなアーチ型の木の扉がありました。ギィーと開けて中に入ると暗い照明に照らされた土間。もう「ロミオとジュリエット」の世界です。クラシックな箱型のエレベーターに乗せられて三階の居間へ移動します。

ここも照明はぐっとおさえてあります。素敵な初老の奥さんに紹介されたあと、食事が始まりました。

アペリティーボと呼ばれる食前酒。アンティパスト（オードブル）は本場ものの生ハムとメロン。そしていよいよ一皿目（プリモピアット）で夢にみたスパゲッティの登場です。

ボールにあつあつのスパゲッティがたっぷりと盛られ、きのことソーセージの入ったトマトソースが上からかけられています。それを直前にまぜあわせて皆にとりわけてくれるという演出もさすがでした。

オリーブ油がとてもうまく使われています。なんということもないふつうのトマト味のスパゲッティなのですが、

――あー、これがアルデンテなんだな――

と思わせる絶妙のゆで加減でした。

それからセコンドピアット（メイン）の魚のムニエルとサラダ、デザートはチーズとチョコレート、そして最後にエスプレッソが出てきました。

イタリアンといえば、きどったイタリアンレストランの料理か、ぐっとくだけてピザハウスのピザしか知らなかった私には、お父さん、お母さんと息子の三人の家族のふつうの家庭の中でのフルコースはとても新鮮で、これがイタリアンだという気がしました。しっかり文化が受けつがれているのを感じました。

それから四日間は、さっぱり言葉の通じないイタリアの田舎を一人で歩きまわりました。せまい石畳の坂道で、僧衣をまとった修道士とすれちがったりすると、一瞬のうちに中世へタイムスリップしてしまいます。一人ぽっちの時間は、私にとってとても貴重なものでした。

旅の先々で、おいしいといわれるスパゲッティを食べ歩くうちに、またアルデンテがわからなくなってしまいました。やっぱり、それぞれのお店が、それぞれの主張のゆで方をしているのです。ゆで加減はいろいろです。今、考えてみても、ローマに到着した夜、あの教授のお宅の暗いダイニングルームで食べたスパゲッティが一番おいしかったように思います。イタリア料理も、本来、家族的なものなのでしょう。

お料理自体、きわめて家族的なものなのだと思います。家族の中で食べてこそおいしいものなのです。食いしん坊の私はおいしいものを囲んでこその家族という気もします。

日常の忙しさが、私をそんなおいしさから確実に遠ざけています。大げさに言えば宿命的なものかもしれないと半分あきらめ、悲しく思いながら、自分の子どもの頃のにぎやかな食卓を思い出し、あのローマの老夫婦と息子との四人の食卓を思い出しています。

そして誰のものか忘れてしまった短篇のすじを、ぼんやりと思い浮かべました。父親が不注意だったばかりに、大切な一人息子を食事中の事故で死なせてしまいます。そのあと、夫婦が少しずつこわれていく話です。

夫婦、家族というつながりもアルデンテと同じです。時々わかったと思うことはあっても、またしばらくするとわからなくなってしまいます。

いのちへの闘い

一九九七年十月。もうすっかり秋でした。

Mちゃんはよく眠りこんでいます。呼びかけても聞こえてはいないように私には思えるのですが、お母さんは、

「今日はよくわかってくれて、何か聞くとそのとおりの時には首を縦に、ちがう時には横に振ってくれるんですよ」

と話してくれました。小さな個室にお母さんとMちゃんの静かな時間が流れていきます。お父さんは仕事で北京にいます。外泊をくり返し

ながらではありましたがもう入院して一年十か月になりました。

＊　＊

Mちゃんは北京で生まれました。お父さんは、日本で生まれて育った中国人で、日中文化交流の仕事をしています。お母さんは日本人、アジア文学の研究を北京大学大学院でやっています。

一人っ子のMちゃんが具合が悪くなりだしたのは一九九五年の秋、二歳になって間もなくの頃でした。時々、風邪をひきます。十二月になり、咳と鼻水がとまらず、だんだん元気がなくなったMちゃんは、お母さんに北京大学の病院へ連れていかれました。そこで白血病が疑われ、北京児童医院へ送られて診断が決まったのです。

漢方の治療なのでしょう。甘草をのまされて、輸血が行われ、そのあとご両親の希望で日本に帰って来て私たちの所に入院しました。その年も終ろうとしていました。

急性リンパ性白血病でした。北京での最初の検査で白血球の数は三〇万近くもありました。正常値は一万ぐらいのものですからすごい数です。予測通り、リンパ球のうち、T細胞と呼ばれているのが悪性化したT細胞型白血病でした。

――ちょっと手強いぞ――

と思ったのを今でもよくおぼえています。

子どもの白血病の約八割は急性リンパ性白血病です。急性白血病は今や治る病気です。その中でも特に治しやすいのは二歳から六歳ぐらいまでに始まった急性リンパ性白血病で、見つかった時の白血球数が

一、二万以下と少なく、かつT細胞やB細胞とかのはっきりした特徴を持っていないようなものとされています。Mちゃんの病気はやっぱり少し心配です。

お父さんは仕事の都合で、すぐには北京から離れられずにまだ来ていません。かわりにお父さんの友達が、お母さんと一緒に最初の説明を聞いてくれました。お母さんは知性的でしっかりしてはいるもののとても華奢な体格で、これからのハードな生活がはたして大丈夫かなと心配になってしまいました。説明の途中でも、気分が悪くなって別室で休んでもらったりしたからです。

化学療法が始まり、髪の毛が脱けてきます。食欲だけは異常に亢進し、ごはんをパクパクよく食べました。

お父さんが、ようやく日本に戻って来ることができたのは、お正月になってからでした。やはり中国は近くても遠い国なのかもしれません。

大きな声の若いお父さんでした。私も、どこにいるかがすぐわかると言われるほど声が大きいのですが、そんな私にも負けないほどの声の持主でした。

お父さんは、もっと早く来られなかったのを申し訳なく思っていたようですが、実際に治療されるのはMちゃんだし、お母さんは、とても密にお父さんの方に情報を送ってくれていたようなので、本当のところ不都合は全くありませんでした。

夕方、お父さんとお母さんにMちゃんの状態を話しました。治療は順調で白血病細胞も、もう見えなくなっていることを聞いてお父さんの緊張も少しとけたようです。

私は国際病院という名前のついている病院で働いていますから、外国人の患者さんとも、ずい分たくさんつきあうことになります。その中には白血病のような難しい病気の子と、その家族も時々交じります。私はアメリカでも三年ほど小児がんの子ども達の治療にかかわってきました。

患者さんや家族と話してみて、人間はどこの国の人でも同じような感情の動かし方をするものだと思う反面、文化の違いをしみじみと感じさせられることもよくありました。その点、中国文化圏に属する人達の場合には判ろうとしなくとも自然に感じることのできる共通のフィーリングがあり、こちらもとても気分が楽です。

Mちゃんのお父さんも、三国志や十八史略の話を例にして治療法を説明すると、

「フン、フン、よーくわかります」

とうなずいてくれます。

お父さんは二十九歳でMちゃんは一人っ子です。こんな時、自分の二十九歳の頃と思わず重ねて見てしまうことがこのごろ多くなりました。

私の二十九歳、長男が三歳で次男が一歳になったばかりでした。アメリカに渡り二年あまり生活しました。テキサス州ヒューストン、住んだのは病院の近くの林の中にあるアパートメント・コンプレックス

で、四戸ずつがひとつのユニットになった長方体の赤レンガの建物が、広い敷地にポツンポツンと建っていました。古いアパートでしたので、そうファンシーな感じはなかったものの、リスが窓辺まで餌をもらいにきたり、色とりどりの野鳥が渡りの途中に寄ったりして、とても素敵な場所でした。

日本ではやたらに忙しい毎日を送っていました。子ども達がどんな日常を過ごしているのかさえよくわからないような暮らしでした。アメリカの病院での仕事は今までにもましてハードでしたが、それでも精神的には、とてもゆとりのある生活でした。

ごはんを食べながらの居眠りが得意で、公園のアヒルに追っかけられて大泣きをした長男、お世話になった教授宅で、ソーセージをかじ

り缶ビールを片手にテレビの野球を楽しんでいる大先生に、

「何食べてんの、おじいちゃん」

と聞いて、ソーセージをとりあげてしまった次男、すべてがとても新鮮でおどろきながら観察できたものです。

Mちゃんのお父さんも、忙しすぎておチビさんのことなど、それほど注目したことはなかったのかもしれないなと私は思いました。

私の場合、そんなにバタバタしていないでもう少し子ども達と触れあうようにと、とても幸福な時間を神様からいただいたのに、同じ子どもとの時間でもMちゃんのお父さんに与えられたのは、とても大変な日々でした。

私より二十歳も年下のこのお父さんは、それでも立派にそのギフトを受けとったのです。

北京と東京を行ったり来たりの仕事をしながら、ひんぱんに病棟にも姿を見せてくれました。幸い一か月ほどのうちに、骨髄も寛解状態に入り一般状態も良くなり、Mちゃんはニコニコ笑って楽しくお友達と遊べるようになりました。

Mちゃんをどう扱って良いかわからないお父さんのぎこちなさを見て、

――がんばっていこうね――

と思わず心の中で声援を送りながら、

「病気のことで判らないことがあったら、何でも聞いて下さいね」

と声をかけずにはいられませんでした。

二か月ほどで、Mちゃんは私たちともよくおしゃべりをするようになりました。大好物の納豆ごはんを食べながら、

「ママ、来る。ママ、来る」

とそばにいる看護婦さんに何回も何回も聞くのが朝のならわしになりました。

お母さんは大学院をお休みして大分経ち、今後のことを考えなければならない時期にきていました。こちらの見通しとしては順調に治療が進めば約一年ほどで注射は全部終り、飲み薬だけの時期に入るはずでした。そのことを考えに入れて大学院の教授ともお話をしたらとのアドバイスを受けて、お母さんはお父さんにMちゃんをたのんで北京へでかけていたのです。

「おくすり、がんばってのんだ」

こんな報告をMちゃんから毎日、お父さんは受けていました。

お母さんが留守の間に、Mちゃんはすっかり病棟になじみ、古顔としての風格がそなわってきました。

世界的にみて急性リンパ性白血病の治療成績は一九七〇年代に入って急速によくなりました。その理由のひとつは、頭蓋全体に放射線をかけることで中枢神経系への再発を予防することができるようになったことです。しかし、その後、脳への放射線照射の副反応がとりざたされ、やらなくてすむものはできるだけ放射線を使わないで治療しようという方向にむかっています。しかしMちゃんの場合は、T細胞型でもあるし、初診時の白血球数もかなり多かったのでどうしても照射は必要になりました。Mちゃんはまだ二歳ですから照射した場合、ある程度、知能にも影響が及ぶことが考えられることをご両親に話しました。

「数学的な能力が、ちょっと劣ってしまうかもしれないんですよ」

「芸術的な分野にでも進んでもらうようにしなければ……」

「そうですね」

そして、またお父さんはお母さんと交代に中国へ帰ることになりました。

その前の夜にお父さんとお母さんと私たちとでゆっくり話をする機会がありました。そこでMちゃんの次の子のことが話題になりました。

「もし、次の子が生まれたとして、その子が同じ病気になることって、あるのですか」

そんな心配はする必要がないことを数字をあげて説明しました。

それからも辛い化学療法は続きました。時にMちゃんはかんしゃくを起こして大泣きをします。お母さんは思いきり泣かせてあげようと考えるのですが、周囲の眼があります。看護婦さんや若い先生達が通りかかっては、

「Mちゃん、泣かないでね」

と声をかけていってくれます。ストレスをすっかり発散できるまで泣かせてあげたいという思いと、早く泣きやませなければいけないという思いとの板ばさみで、お母さんが泣いてしまったこともありました。

三歳の誕生日を前にして、Mちゃんの末梢血幹細胞採取が行われま

した。すべての血液のもとになる細胞（幹細胞）はふつう骨髄の中にあって、それが赤血球、白血球、血小板を作る細胞にわかれてゆくものなのです。骨髄移植という最新のテクノロジーは、まず患者さんの骨髄を化学療法剤や放射線を使ってカラッポにし、次に別の人からいただいた幹細胞を静脈から注射して、カラッポになっていた骨髄に根づかせるものです。同種骨髄移植というのが、これです。それに対して自分の幹細胞をとっておいて、同じようなことをするのを自家骨髄移植といいます。

そして最近、わざわざ骨髄から採るような面倒なことをしなくても、ちょっとした工夫をすれば末梢を流れている血液からも幹細胞が集められることが判ったのです。それを使って行うのが末梢血幹細胞移植です。Mちゃんの病気は、ふつうの化学療法だけでは再発する可能性が高いので、時期をみてこの新しい方法をやることになっていました。採取はその準備です。

九月に入って、お母さんの大学の休学手続きも無事終了しました。腰をおちつけて、そろそろ末梢血幹細胞移植をしようかと思った矢先に再発してしまったのです。考えられることでしたが信じられないことでした。次の日にもう一度骨髄穿刺をして確かめたのですが、やはりまぎれもなく再発でした。

その時、お父さんは北京にいました。だからお母さんだけへの説明でした。できるだけ早く治療を始めなければならなかったのです。

お母さんは涙を浮かべていました。さまざまな思いの涙だったと思います。

お父さんも間もなく帰って来てくれました。時々Mちゃんがだだをこねることがあっても決して悪い子をやっているのではなくて、病気の再発自体による具合の悪さからのものなのだと説明をしました。

この時も幸いなことに寛解が得られたのですが、一か月もたたないうちに、また再発をきたしました。

白血球の数はどんどん増えて病気が見つかった時の数近くまでになり、血液の中に細菌が入って高熱の出る菌血症をくり返しました。一月の末にご両親がそろい、冷凍保存してある末梢血幹細胞を使っての移植を決行しようとの提案がこちらから出されました。Mちゃんは移植前の強力な化学療法も、めげることなくのりこえてくれました。そして三月の初旬には待望の寛解が得られました。

そしてちょうどその頃、お母さんが妊娠していることがわかったのです。予定日は十月中旬ということでした。

強引に寛解に入れたものの依然として、骨髄移植のドナーは見つかりませんでした。治癒をめざしての治療としては、四、五か月寛解を続けることができたら、もう一度末梢血幹細胞を採取して、前と同じ方法をくり返すことぐらいしか考えられなかったのですが、それに臍帯血移植が期待できる方法として加わりました。お産のあと、赤ちゃんをおなかの中で養っていた胎盤は不要になりますが、その中に残される血液の中に、幹細胞がたくさん含まれ、これを使って幹細胞移植ができるのです。

この時点で、Mちゃんにツキがまわってきていると私は感じました。ひょっとしたら大逆転できるかもしれないという期待が私の中でふくらんだのも事実です。でも、落ち着いて計算をしてみて不安になりました。最初の寛解が続いたあと、末梢血幹細胞を採ったのが前年の六月の末でした。そして再発したのが十月中旬ということは、採取した時点の骨髄は三か月少しで再発を起こし得るということなのです。三月上旬に確かめられたMちゃんの寛解を、はたして十月まで保たせることができるのでしょうか。祈るような気持ちで維持療法をつづけました。

――Mちゃんはツイテルのだ――

自分に何回も言いきかせました。しかしおそれていた通りに五月末に再発が起こってしまったのです。頭痛と吐き気がひどくなり脳椎穿刺をして脳脊髄液をみると、白血病細胞がたくさんうごめいているのがみつかりました。とうとう骨髄だけではなく中枢神経系にも白血病細胞が入り込んでしまったのです。

かなり困難な局面をむかえたのでした。苦しい話をしなければならない時にお父さん、お母さんがそろっていてくれたのが、せめてもの救いでした。

「十月に生まれる予定の赤ちゃんからの臍帯血移植が唯一の助かる道だと思いますが……。そこまでたどりつけるかどうかが問題です」

正直に話をしました。

その数日後には臍帯血移植を行う場合にお願いすることになる東海

大学小児科の加藤先生のところを、ご両親に訪ねてもらいました。新しい骨髄移植の方法なども話してもらってお父さんは希望を持って帰ってきました。

通常の白血病に対する治療に加えて中枢神経系への治療もぬかりなく行われました。

中枢神経系に入り込んだ白血病細胞は一時見えなくなってくれたのですが、骨髄中の白血病細胞はいっこうに消えようとしません。そうしているうちに、七月に右眼が腫れて、ちょっと外斜視気味となり、眼窩のＣＴがとられました。それで右の眼神経への浸潤がみつかったのです。Ｍちゃんの眼がとび出してくるのを黙って見ているのは余りに可愛そうです。副反応には目をつむり放射線をかけたところ、うまいぐあいに効果があり小康状態を保つことができました。
しかし全身の状況はますます悪くなりました。
七月の末に病棟医の移動があり柴田先生から須沢先生に受け持ちが変わりました。
そのひきつぎのノートの最後に、
〈Mちゃんが朝、起きていない時は必ずと言っていいほど調子の悪い時なので注意して下さい。
今の状態のMちゃんを先生にひきつぐのはこちらとしても心残りでもあり大変申し訳なくもあるのですが、よろしくお願いします〉
という記載がありました。柴田先生も須沢先生も若い女医さんです。

心配りが良くわかり胸がつまります。

聖路加の小児病棟は、四十年ほど前に日本の病院の中で一番最初に病棟に保母さんを配置しました。初代の池内さんが退職し、今は二代目の大野さんが頑張ってくれています。

隣の公園の一角でバーベキューパーティをしたり、聖路加タワーの屋上のレストラン・ルークの支配人の金子さんに無理を言って、午前中のおやつを持ってスカイデッキまでハイキングに出かけたり盛り沢山の行事があるのですが、八月九日はそのハイライトとでも言うべき夏祭りでした。

小児病棟のある六階から屋上の庭園に出ることができます。そこにわたあめ、焼そば、かき氷、フランクフルト、ポップコーン、スイカ、とうもろこし、おにぎり、ラムネに加えてヨーヨー釣り、輪投げまで用意したのですから、私もびっくりしてしまいました。にぎやかで楽しそうなので院長や総婦長もわざわざ見に来たぐらいです。

そこでMちゃんはお父さんとお母さんと一緒に焼そばを一ぱい食べました。キティちゃんの甚平さんを着てニコニコしているMちゃんを見ると、病気なんて間違いなのかもしれないという気にさえなります。

その翌日、医者と看護婦、それにケースワーカーの西田さんがご両親と話し合いをしました。

お母さんの予定日は少しずつ近づいて来ていました。

「Mのけなげな頑張りをみると最後まで可能性を追求したいと思うのです。やればかえって辛い目をみるだけということになるかもしれないという先生のお話もよくわかるので迷ってしまいます。お産目前の妻の心と体も心配です。耐えられるのか」

お父さんの言うことは、いちいちもっともでした。

「今、やりたいと思うことをやるのが一番正しい選択だと思います。そしてどちらでも決めてそれを行なったら誰が何と言っても自分の決定が正しかったと確信することが、こういう状況では大切なんですよ。

そして最後に、お腹の中の赤ちゃんは、もうお姉ちゃんの治療に参加していることを忘れないで下さいね。もし万が一、Mちゃんの治療がうまくいかないようなことがあっても、赤ちゃんにはありがとうを言ってあげて下さい」

人生は本当にドラマティックだと思いました。

それからまた数日後、お母さんからMちゃんを個室に移したいという申し出がありました。Mちゃんに頑張ってもらうために、大きな声で歌を歌ってあげたり、少し体を動かさせて気分をもりあげたいのだが、大部屋でそれをやるのはちょっと気がねだし、他の人に迷惑をかけると思うだけで自分も参ってきてしまうので何とかして欲しいというのです。

翌日には個室に移りました。そしてまた敗血症です。白血球は四万から五万と確実に増え、薬ももうなかなか効果を示しません。ついに白血球数も二七万まで上昇しました。

お父さんが盛んに気を送っています。気功による治療が始まって数日後に白血球がスーッと下がり始めました。ちょうど使っていた薬が効き始めたのかもしれませんが、私はお父さんの努力をほめてあげたいような気になりました。

八月二十六日はMちゃんの四歳の誕生日でした。朝にきちんと起きてパンを食べました。お父さん、お母さんがそろって居てくれる誕生日です。おばあちゃんがキティちゃんのバースデイ・ケーキをもってやってきました。

そして八月末には、お父さんがまた、中国へ帰りました。骨髄バンクで適合者がいるかもしれないというニュースが入ってきたのはその頃でした。皆がちょっと明るい気持ちになりました。

でも、その次の日にはまた、敗血症。血液の中から大腸菌が見つかりました。ひどい熱が出ましたがさまざまの抗生剤を使って幸いなことに四、五日でまた平熱にもどりました。

九月中旬には再び白血球が増えてきて、中枢神経系の浸潤による症状がでてきました。Mちゃんは眠りがちになりました。

二週間ほどでまた、お父さんが中国からもどってきました。前途を暗示するかのような折からの台風十九号を突っきっての帰国でした。

九月二十六日に東海大に移る計画があったのですが、それは到底無理な感じに意識状態も落ちてきてしまいました。

強心剤を使わなければならないほどに心臓が弱り、腎機能、膵機能が次々に落ちてきます。不穏状態を楽にしてあげるために精神安定剤も使われました。九月二十五日、肺炎も併発して全身状態も悪化しました。二十六日には痙攣があり、CTを調べたところ多発性脳梗塞という診断がつきました。いよいよ具合が悪くなりました。

お母さんのお産はどこでするのかの相談が行われ、東海大、聖路加、近くの産院などすべてに手が打たれました。

そしてこの文章の一番はじめの一九九七年十月になります。

十月三日にお父さんはどうしても帰らなければならず北京に帰りました。

その前の晩のことを須沢先生のカルテから。

〈本日、パパが中国へ発った。昨夜はベッドのMちゃんを見つめながら言葉ではなく気持ちで話をしているかに見えた。決心をして旅立っていったお父さんとMちゃんが、また十日に会えますように〉

お父さんは十月十日に帰ってくる予定で発ったのです。

その前の晩、Mちゃんのベッドのわきでお父さんは、

「もし、Mが死んだら、使える臓器は有効に使っていただきたいのですが……」

と私にきりだしたのです。唐突な感じはなく全く自然な話しぶりでした。

「どうもありがとうございます。でもMちゃんは白血病が身体中にまわってしまっているので、使えるとしても血管のない角膜ぐらいだと思うんですよ。そのことは明日にでも眼科のアイバンク担当の先生に相談してみましょう」

とお答えして、私の方からもひとつお願いをしました。

「Mちゃんの病気との闘いの軌跡を確認するためにも、亡くなったあとに剖検をさせていただきたいのですが……」

お父さんは「是非、そうして下さい」と言って下さいました。こんなお願いをこんな状況ですることなど、滅多にないことなのですが、その夜は特別な時間だったのです。

須沢先生の記載の一番あとに「……でも、まだMちゃんは頑張れるような気がする」とあります。みんなの願いでした。

いつ急変してもおかしくない日が続きました。もし呼吸が止まっても気管内挿管はせず、人工呼吸器にもつながないという方針が家族と相談の上で決めてありました。万が一、家族を待つことになったら、その間はアンビューとよばれるマスクを使って酸素を送り込むことになっています。

十月六日になって、お父さんは十日の予定を一日くりあげて九日に帰ってくることが判りました。

Mちゃんはもう意味もなく首を時々横に振るだけで意識はありません。

九日の夕方、お父さんが到着しました。みんながホッとしました。

お母さんが、Mちゃんに、

「パパが帰りましたよ」

と声をかけます。Mちゃんはいつもの通りに首を振ってイヤイヤのポーズをとります。

「パパはMちゃんに厳しいから、嫌がっているんですよ」

とお母さんが解説をしてくれました。お父さんもふくめてみんなが思わず笑ってしまいました。

増え始めていた白血球がお父さんの到着でまた、ちょっと減りました。不思議なこともあるものです。

十月十二日、深夜、十二時少し前にご両親が帰られました。そのあと二時間ほどして血圧が落ちはじめ午前五時には血圧が六〇を切り心拍数も減りはじめ、心マッサージとアンビューによる人工換気を開始したのですが間もなく心停止と呼吸停止がきました。

ご両親は間もなく見えられ、かかわった医者も全員そろっていました。

お父さんからのお願いでチャプレンに来てくれるように電話を入れ

ました。早朝にもかかわらずかけつけてくれた佐々木先生が最後のお別れのお祈りをしてくださって、午前六時十三分に死亡宣告。

枕元にはMちゃんがずっとかけていた歌のテープが流れていました。

＊　＊

剖検までの短い時間、遺体をチャペルに移動してお別れの会が開かれました。

数人の医者と数人の看護婦さん、それにお父さんとお母さん。Mちゃんをとっても大切に思っていた人達だけの小さな小さな、でも本当に心のこもったミサでした。

そのあとで剖検が行われました。

Mちゃんが必死に闘った白血病細胞は小さいMちゃんがあそこまで

よく頑張れたと思うぐらいに全身の臓器に浸潤していました。

次の日、お昼からチャペルでお葬式が行われることになっていました。Mちゃんの棺はチャペルのわきのチャプレン室に朝のうちに移されました。

私は午前中あいた時間があったのでその部屋をたずねてみました。

お父さんとお母さんと色々な話をしました。男の気持ちと女の気持ちの違いとか、そんな場所でするような話ではないのかもしれないと思うようなことまで話をしました。

Mちゃんがおもしろがって聞いてくれているような気がしました。

お葬式の中で、私に挨拶をしろとお父さんが言います。

「泣いてしまうから、かんべんして欲しい」とことわったのですが、どうしてもとたのまれて、やる破目になってしまいました。
そしていつものごとくに、看護婦さんもいっぱいいる前で大泣きをしてしまいました。

＊　＊

その後まもなく、Mちゃんの妹さんが生まれたというお手紙をいただきました。
Mちゃんの角膜は、この広い世界の誰かに光をあげているはずです。

生と死の間

赤ちゃんは眠くなると不機嫌になって泣きます。何故なのでしょう。起きていると楽しいことがいっぱいあって、眠ってしまうのがもったいないと感じてしまうのでしょうか。いえ、そうではないような気がします。赤ちゃんは眠ることと死ぬことをほとんど同じに感じてしまうからかもしれません。

まわりの人たちと違う世界に行ってしまうという点で死と眠りは似ています。まったく違うものだということがわかるのは、ふつう少なくとも四、五歳をすぎてからです。

＊　　＊

岩波ホールで「眠る男」という小栗康平監督の映画をみました。群馬県が人口二〇〇万人突破の記念事業のひとつとして作ったものです。「泥の河」や「死の棘」を撮った小栗さんは私の大好きな映画監督です。思ったとおりにとてもきれいな映画でした。群馬の山や川の四季を背景にたくさんの人たちが登場します。

山登りの途中、岩場で転落して頭を打って、その後、古い藁屋根の大きな家の奥の座敷で眠り続けている男がいます。その男の老いた父と母、その男の中学の同級生たち、同じ町で生まれた赤ちゃんとそのお母さん、おじいさんたち、おばあさんたち、子どもたち、在日韓国人のおばちゃん、ジャパゆきさん。それぞれが、それぞれに生きながら、おたがいにからみ合い、時間がたちます。そして「眠る男」が死んで、また時間が経過してゆきます。

映画の途中までは「眠る」ことと「死ぬ」ことには、それほど大きな違いがないのかもしれないと思わせてくれて、見終えると、やっぱり、全然違うものだというあたりまえのことを再認識させてくれました。

＊　＊

赤ちゃんから子どもになった頃の記憶はとぎれとぎれですが、存在しています。

私にとって世の中は面白いこと、目新しいことであふれていました。

毎晩、いろいろな人が訪ねてくる家でしたので、おとなの話を聞くのが大好きでした。寝室へ引っこむ時間は当然、遅くなってきます。話の輪の端にいるうちに、瞼が重くなってコックリコックリ舟をこぎはじめるのが毎日の日課でした。

宮武外骨という日本のジャーナリストの草わけのような人がいます。この人が何かに「舟をこぐのは寝ようとする身体と起きていようとする心が、闘っているからです」と書いているそうです。

おとなになるにつれて、「寝るより楽はなかりけり」が常識となり、寝っころがることができたら、すぐ寝てグウグウということが多くなり、コックリ、コックリはかえって懐しく思えます。

先日、ほとんど同い年の知り合いが胃癌で亡くなりました。私の前のエッセイ集のさし絵と表紙を書いてくれている絵描きさんの旦那様です。

好きな時にふらっとネパールへ出かけて、ヒマラヤの写真を撮ったり、北欧のフィヨルドの奥深くまでわけ入って夕焼けにカメラを構えたりという彼の自由な仕事ぶり、暮らしぶりを奥さんから聞かされて、心の底から羨しく思っていました。

それだからこそ、以前患った胃癌が、そこここに転移してなかなか辛い状況になっているのだけれども奥さんから相談された時にも、すぐに入院治療を始めるようにとはお答えしませんでした。

いよいよ歩きまわるのも大変になって、病院にいた方がなにかと都合が良いかもしれないと思ってという電話がご本人から入り、内科にたのみ込んで入院させてもらいました。

一人きりのお嬢さんが、聖路加看護大学の学生さんであることも、お父さんにこの病院を最後の場所として選ばせた理由のひとつのようでした。

ご夫婦の絵と写真の二人展が間もなく新宿三越のギャラリーで始まることになっていました。彼はなんとしても、その展覧会の入口に立ってお客さんをおむかえしたかったようです。でも、残念なことに間にあいませんでした。

同じ病院の中とは言いながら、ふつうの時間帯にひまが見つからず、なかなかお見舞いにも行けないでいました。ある火曜日の午前中に、思いがけなくできた空き時間に病室をのぞいてみると、なんと受け持ちの病棟医二人と看護婦さん二人がかりで心臓マッサージと人工呼吸をやっている最中でした。

――これは大変だぞ――

と思いました。手伝いながら事情を聞くと、その日の朝、ずいぶん久しぶりに元気で気分も良いと言ってひとりでお手洗に立ってその途端に昏倒してしまったらしいのです。

すぐお隣の看護大学に連絡をとってもらい、お嬢さんに来てもらいました。お嬢さんはびっくりして顔色を失っているものの、それなりにしっかり頑張ってなりゆきを見まもっています。

奥さんの方は展覧会の額縁の打ち合わせやなにやで走りまわっているらしくうまくつかまりません。

もう心マッサージが始まって相当の時間がたちます。大学から学生係のカウンセラーもかけつけてお嬢さんをサポートしてくれています。

――これで、もう痛くもないし、苦しくもないし、お金のためにひきうけなきゃいけなかった気のりのしない仕事ともさよならですね――

と心の中で話しかけます。

彼は、

「いやー、まったくです」

と答えてくれているような顔をしていました。

「お母さんが間に合わなかったら、しかたがないね。アミちゃんが、一人で見送ってあげないと……」

でも、それは二十歳前のお嬢さんにはちょっと気の毒な仕事だなと思いました。

でも幸いなことに奥さんも、間もなく病院に到着しました。都合で一晩、病院で遺体をおあずかりして、翌日にお通夜ということになりました。夕方の納棺の時に地下の霊安室で簡単なミサをするからとのお知らせをチャプレンの佐々木先生からいただきました。奥さんとお嬢さん、それに親族の方一人だけの簡素な式が終り、シーツごと持ちあげて彼の体を棺の中に移動しました。本当に眠っているようでした。ふっと、

――ゆっくりできて、良いですね――

と呼びかけている自分に気づいておどろいてしまいました。

仕事がたまってしまい、その夜はいつもより遅めの十一時過ぎに病

院を出ました。家の近くの走りなれた道まで来たところで、珍しくウトウトしてしまったのです。はっと目がさめてみると、アクセルに足がのっており、かなりのスピードが出てしまっていました。道路の前方が渋滞していたらしく最後尾のダンプカーがすぐ目の前までせまってきていました。

――これはもうダメだ――

と思いながら、ブレーキをいっぱいに踏み込んだら、ギリギリのところでようやく止まってくれました。

「冗談にも、羨しいなんて思ったりするから、バチがあたったんですよ」

と亡くなった彼に説教をされたような気がしました。

やっぱり「眠る」ことと「死ぬ」こととは、違うのだなと痛感しました。

＊　＊

「寝ようとする身体と起きていようとする心が闘う」状態で舟をこぐのだと言った人のことは前に書きましたが、「死のうとしている身体と生きていようとする心が闘う状態」というのは、私達、医者は良く経験するものです。

昨日も白血病と闘ってきた十四歳の女の子が亡くなりました。病状はきちんと話をしていたのですが、彼女は今までの自分の経験から、もう一度元気になれることを信じて、眠りでいえば舟をこぐような状態で驚異的な頑張りを見せました。見ている方はとても辛いのですが、これも立派な死に方だと思います。

まれにしか経験はしないものの、もうひとつの死に方があります。死のうとしている体に折り合いをつけて、心も死のうと覚悟した場合です。

二十一歳のしほちゃんは大腿の筋肉から発生した肉腫でした。他の大学病院で本人もきちんと説明を受けたあとに、腫瘍摘出術が行われ、抗がん剤による治療もやられたのですが、一年もしないうちにリンパ腺に転移がみられ、また治療、その後、腹腔内にも大きなかたまりがみつかった時点で私達の所へ転院してきました。放っておくとすぐにでも、消化管の閉塞をきたしそうでしたので、しほちゃんとじっくり相談をしました。

今のところ、はっきり見えるのはおなかの中のかたまりだけであること。放っておくと近々、腸の通りが悪くなり、腸閉塞という状況になるだろうということ。しかし、そこだけをなんとかしても、他にも見えない転移はあるかもしれないこと。今まで抗がん剤による治療は何回もやられてきているから、もしやっても、完璧な効果は期待できないかもしれないこと。そして最後に、どんな具合になっても、できるだけ痛くなく苦しくなくしほちゃんが生きれるようにこちらは全力を尽くすということなどを説明して、じっくり時間をかけて話し合いました。

彼女の選択は、まず手術で当面の危機をのりこえて、可能性があるなら化学療法をやるというものでした。転院から半年ほど経過して、そろそろ約束していた化学療法期間も終りになる頃に、腫瘍が肺にでてきました。

彼女は詳しい説明を求めてきました。お父さんは、商社マンでシベリアに単身で赴任しておられ、留守番のお母さんとお兄さんの夫婦と私たち医療者は、苦しい選択をせまられました。

「もし、このまま下り坂をたどるのなら、やりたいことがいろいろあるんです……」

しほちゃんには、フィアンセと言っても良いぐらいの家族公認のボーイフレンドがいました。シベリアからお父さんが一時帰国した時に、その男の子もまじえて、みんなで北海道にスキーに行く計画があったのです。

息が少しずつ苦しくなってゆく彼女に本当のことが話されました。

「ごめんね。ちゃんと治せなくて……。しほちゃんもがんばったし、今まで大学病院の先生も私たちも、やれるだけのことはやったんだけど、うまくいかないいんだよ。でも、最初の約束の苦しくなく、痛くなくするというのは、両方にとって、とても大切なことだから、絶対守るよ。これからもよろしくね」

彼女は涙を流して泣きました。しばらくたって聞いてきました。

「あと、どのくらいの時間が残っているの」

とても難しい質問でした。

「最悪ならば一週間ほどで呼吸のためのスペースがなくなってしまうかもしれない。でも、うまくいけば、今のような状態が何か月か続いてくれるかもしれない」

彼女は、酸素療法をしながらの在宅療法を選択しました。楽しみにしていた北海道へのスキー旅行も実現させました。航空会社や私の知り合いの北海道の先生たちがかげから支えてくれました。

いよいよ息が苦しくなって、胸の水を持続的に抜くためのチューブを入れるために二、三日の間、入院をしてもらうことになりました。その間に、私は彼女に病院のチャプレンと会ってもらうことにしました。

私は、どこかにも書いたかもしれませんが、神道、仏教、キリスト教と非常にこみ入った宗教環境の中で育ちました。だから絶対的なものの存在は素直に受け入れることができるのですが、どうも簡単にひとつを選ぶことができず、キリスト教の病院で働いているのにクリスチャンではありません。

でも、私たちの病院におられるチャプレンの佐々木先生と話をしているととても救われる気がするのです。しほちゃんにもそのような話をしたと思います。

ほんの三十分ほどの時間でしたが、彼女にとってはとても良い時間だったようです。

「先生、チャプレンと会えて良かった。どうもありがとう」

とあとで丁寧にお礼を言ってくれました。

それから在宅でのケアを続けて、二週間ほど経っていよいよ難しくなり、往診中の訪問看護科の婦長さんから、

「たぶん、今日、明日中かもしれません。しほちゃんが、細谷先生が来られる時に、チャプレンを一緒につれて来て欲しいと言っています」

という連絡が入りました。

チャプレンを車に乗せてしほちゃんの家に向かいました。

しほちゃんの部屋に家族みんなが集まっていました。お父さんはどうしても飛行機がとれなくてシベリアで足留めをくらっていましたが、かわりにフィアンセのR君が、しほちゃんの手を握ってくれていました。

彼女は苦しい息の中でチャプレンに、

「みんなが私と、もうちょっと一緒にいたいと言ってくれる。とてもうれしいけど、もう疲れた。もう頑張るのやめても良い？」

と聞いてきたのです。私に聞いても無駄だと思ったのかもしれません。

「あー、よくわかる。もう、いいよ」

チャプレンは答えます。

「よく、がんばったよ。しほちゃん」

私も言ってあげました。

それから彼女は、電話器をとってもらってシベリアのお父さんに電話をかけたのです。幸いなことに、お父さんがうまくつかまりました。

「待っていてあげられなくてごめんね。いままでどうもありがとう」

受話器から、

「しほー」

というお父さんの声が聞こえました。

「先生、まだ苦しいよ。苦しくなくするって言ったじゃないか」

「あー、約束したね。苦しくなく生きているようにするって……」

「もっと苦しくなくしてよ」

もうろうとした意識の中で彼女はリクエストしてきます。モルヒネと精神安定剤を量に気をつけながら、何回かくり返し注射します。ウトウトするものの、しばらくすると目をさまします。

「なんだ、まだみんないるじゃないか」

そのうち、ゆっくり眠り始め、数時間後に天国へ旅だちました。

眠れなくてグズグズ言っていた赤ちゃんがスヤスヤ眠りだしたような感じをもたせる亡くなり方でした。

「眠る」ことと「死ぬ」ことは違うけれど、やっぱり似ているというのが私の結論です。そのうちにもう一回、あの「眠る男」をゆっくり見ながら考えてみたいと思っています。

冬

小春日和

旧暦の十月を別名、小春とも小六月とも言います。本格的に寒くなる前に、ふっとあたたかさがもどってくる一時です。そんな季節のポカポカの気持ちの良さを小春日和と呼びならわしているのです。

聖路加病院での一般外来を必死に頑張って終わらせて、地下鉄に飛び乗ります。築地、東銀座、銀座までの間に、車輛の中を歩いて一番前からおりて階段をかけのぼり、かけおりて丸の内線に乗りかえて、一息ついて、新宿で降りて、西口側の出口から青梅街道沿いを東京医大に向かって歩きます。

　毎週東京医大の血液外来をたのまれていた頃のことですから、少なくとも二年以上も前になります。その頃はまだ丸の内線の西新宿（東京医大前）という便利な駅はありませんでした。それほどの距離ではないのですが、何しろこちらはギリギリの時間で急いでいるのです。

――こういうお日和が、純正「小春日和」なんだな。でも、なんで小春が小六月なんだろう。六月は梅雨なのに――

などとのんきなことを思いながら、足だけは結構急いでいました。

　野村ビルの前の信号が赤になりました。

――そうか、この場合、旧暦だから、六月と言っても七月のことなんだな。でも待てよ、旧暦の六月は当然、夏だろう。じゃあ、なんで小春って言うんだ――

なかなか信号が青になってくれません。

――早くしてくれよ。また遅れちゃうじゃないか――

「先生のところに来る患者さんのお父さん、お母さんは不思議に気の長い人が多いから、こちらは助かっているけど。それでもあまり長く待たせちゃだめですよ。聖路加での外来もあるんでしょうけど、こっちに来るのは週に一回なんだから、なんとか早く来れるようにして下さいね」

以前、年上の婦長さんにお願いされたのを思い出しました。もっともだと思いながら、イライラして信号待ちをしていると、急に脇から話しかけられました。

「すみません。東京医大はこの方向で良いのでしょうか」

私と同じ年頃と思われます。視力に障害のある人が使う白い杖が目に入りました。

「ええ、こっちで大丈夫ですよ。私もこれから行くところですから、ご一緒します」

手を引いてあげようかなと思いましたが、相手のプライドを慮ってためらってしまいました。「小さな親切、大きなお世話」とかいうフレーズが妙に強くインプットされてしまう質なのです。

「あの、目が不自由なものですから……、交叉点の中だけでも手をお貸し願えませんか。まことに厚かましくてすみません」

「いえ、いえ、どういたしまして。どうぞ、交叉点の中だけなんて言わずに、このまま向こうまで行っちゃいましょう」

ほんの十分間ほどでしたが、中年の男が二人、手をつないで歩くことになりました。

町中でのこんな経験は、そうあるものではありません。慣れていないために、気をつけてはいても、かなりの速さで歩いてしまいます。

「ごめんなさい。速すぎますよね」

「いえ、いえ。できれば、もうちょっと速く歩いていただきたいのですが」

彼の確かな足どりに安心して、私はかなりの速歩で歩いたようです。病院につく頃には、つないだ手が少し汗ばんでくるほどでした。

「ここが外来の入口です。まっすぐ行くと机がありますから、そこが受付で、お姉さんがいます。私は小児科の方へむかいますので、ここで失礼します。どうぞお大事に」

「あー、ここの先生でしたか。ありがとうございました。こんなに速歩で歩いたのは、ずいぶん久しぶりです。目が見えなくなったのは、三十歳を過ぎてからなんですよ。その前は運動もいろいろやっていたんです。学生の頃は陸上部でしたから。今日はあったかいから、このぐらいの速歩でも背中に軽く汗をかきました。なにか、見えてた頃のことを思い出して、本当に気持ち良かったですよ。ありがとうございました」

「それは良かったです。またお会いするかもしれませんが、くれぐれもお大事になさって下さい」

白衣をとりに医局への廊下を歩きながら考えました。

――ものの言い方って、なんて大切なんだろう――

彼が私にくれたのは、本当に気持ちのこもった静かなお礼の言葉でした。

ふと、唐木順三の『良寛』の中の一節を思い浮かべました。

〈外の布施は己れには出来ないが、言葉の布施だけはできる。その言葉、言葉遣いを大切にしよう、言葉の本来の使い方、美しい書き方、話し方を自分で実行して、せめてそれを一般の人々、衆生へのほどこし物にしようという志が良寛のかくされた意志であったろう〉

トリアージュ

一時、病棟の中学生の患者さんの間で「オウムしりとり」が流行ったことがありました。あのおぞましいホーリーネームや化学物質に加えて、新宿、松本まで、よしとする範囲はかなり広いのです。「ザリガニ」もOKと言われてキョトンとしてしまいました。そういえば、たしか、あの松本のサリン事件のあとのニュースに池の中でザリガニがひっくりかえって死んでいるシーンがありました。

一九九五年三月二十日、私は歯科の予約があったので、七時半すぎに病院に来て六階の病室をひとまわりして、約束の八時半には三階の歯科外来へ降りました。めずらしいことに、約束をきっちり守る歯科の先生がまだ来ていません。

「いつも予約の時間を忘れるのは、細谷先生の方なのに、おかしいわね」

衛生士のEさんに言われました。世の中はせまいもので、このEさんは私の高校の先輩で、同級生のお姉さんなのです。頭があがりません。

そのうち、地下鉄日比谷線で大爆発事故があったらしいとの情報が入りました。

歯科の先生が来たのと、院内放送で救急室への緊急集合がアナウンスされたのがほとんど同時ぐらいの八時四十分すぎ。

歯医者さんは、日比谷から歩かされたのだそうです。

「築地駅周辺は大さわぎだよ。爆発とか言ってたよ。先生もすぐ救急室へ行ってあげて」

という声をあとに一階の救急室へ向かいました。八時五十分、救急室の前には救急車がサイレンを鳴らして数珠つなぎに停まっていました。

心肺停止の患者さんに蘇生術が始められています。

近くの事務職員に事情を聞くと、八時半前に消防庁から「地下鉄日比谷線茅場町駅で爆発火災があったもよう」との一報があり、負傷者数名の受け入れを要請してきたのが始まりだったようです。その十分後には目の痛みと軽い呼吸困難を訴えて自力で歩いて数名の患者さんが来院、その後まもなく救急車のラッシュが始まり、大混乱になりました。

大爆発というにしては、怪我をして血を流している人がいないのが奇妙でした。おおかたの外来診療は休みとなり事故関係の患者さんへの対応に総力が結集されました。

九時十二分に、原因はアセトニトリルらしいとの情報が消防庁からもたらされたものの、救急センターの中での血液検査の結果と重症患者の臨床所見から、どうもそんなものではなさそうだということになりました。

十時過ぎに自衛隊中央病院から医師、看護婦が応援にかけつけ、サリン中毒を強く疑うことになり、信州大学その他からもサリン中毒対応処置のマニュアルがファックスされてきました。あとはよく知られたような結末になりました。

聖路加国際病院でその日に対応、収容した患者さんの総数は六四〇名、入院となったのは一一〇名、うち呼吸停止もしくは心停止をきたした重症者は五名（一名はそのまま死亡、他の一名はその後に死亡、残りの三名は軽快して退院）でした。

私たちの病院は設立以来、大災害、大事件に直接かかわったのは、このサリン事件が三度目です。

一回目は一九二三年九月一日の関東大震災。東京の七割の家屋が倒壊し、焼け、死者、行方不明者は一〇万人を超えたといいます。さすがにこの時には病院も燃えてしまい、天幕病院で仕事をしたという記録が残っています。

二度目は一九四五年三月九日、十日の東京大空襲です。この時も約一〇万人の死者がでました。病室が足りずに、礼拝堂（チャペル）のロビーや廊下を臨時の病室として診療にあたったそうです。

その教訓を生かして新病院を造る時にも、礼拝堂、ラウンジ、廊下の壁の中にも酸素供給や吸引用の配管をし、病棟以外にも三百人ぐらいの患者さんを収容できるようにしてありました。五十年前の教訓も馬鹿にできません。

どんどん運ばれてくる患者さんへの対応の原則が臨時のコントロールセンターで決められました。蘇生術を行なって一〇分経過しても息を吹き返さないものは蘇生をやめて霊安室へおろすこと、軽症のものものはチャペルの臨時ベッドへ、重症者は病室へ運ぶこと。そして救急室には常にスペースをつくることが徹底されました。これをトリアージュといいます。

ドライにわり切った判断のもとに仕分けされ、それぞれの場所に運ばれる患者さんの中に居て、昔、アメリカで研修を受けていた時代に行った救急病院を思い出しました。夜中、銃で撃たれたり、腹をナイフで刺されたりした患者さんが運ばれてきました。そこではトリアージュは日常の業務でしたが、どうも自分の気持ちにぴったり来ない感じがしました。久しぶりにこの言葉とあいました。

あれからもう三年たちます。この冬、オウム乳業という会社から、お話をしたいのでアポイントが欲しいという電話がありました。

実はちょっと身構えたのですが、昔から大牟田にある乳業会社の社長さんと開発部の方で、アレルギー体質の人のためのミルクについての相談でした。

この会社もあの事件でひどい目にあった被害者のようです。

亡き子をうたう

先日、俳人の集まりで、俳句を鑑賞する際の、男の態度と女の態度の違いが話題になりました。

男は、俳句を味わう時に、どうしても作者の境涯とか、生き様を深く知った上で、おもむろに鑑賞を始める傾向があるが、女の場合、そうした思い入れが少なく、一句をそのまま、ひとつの作品として純粋に味わう芸術至上主義とでもいうような鑑賞のしかたが一般的であるという事を言っておられた方がありました。

たしかに私なども、その俳人の今までの生活史のようなものが、句の鑑賞にあたり、とても気になります。

＊　＊

小児がんの治療を専門としてから、もうじき二十五年が経ちます。ほとんど助からなかった子ども達も、医学の進歩により、どんどん救われるようになり、今や、がんの子ども達の五、六割は完治する時代になりました。

しかし、これは裏をかえせば、残りの四、五割の子どもは、苦労のあげくに亡くなるということです。若い頃は、なんとか治療成績をあげようとして、研究グループの先頭を切って頑張ってきましたが、ここ数年は、そのポジションを後進にゆずり、治らなくなった子ども達の世話を仕事の中心にすえています。そうしているうちに私の日常の生活の中に、「死」があたり前の顔をして存在するようになりました。「死」には、いくつかのパターンがあります。自分自身の死、大切な肉親や大好きな人の死、そして、他人の死。このうち、私が日常、接するのは、大事に思っている人の死、いわゆる「二人称の死」です。親にとっての「二人称の死」は子どもの死で代表されます。それを俳人は、どうとらえ、どのように作品にとどめたかを、いわゆる男の眼でみたら面白いのではないかと思いました。

「子どもの死」に向きあわなければならなかった俳人は少なくありません。そして、それぞれの俳人が全く違った態度で俳句をつくっています。

例えば、昭和の代表的な俳人である水原秋桜子がいます。彼は明治二十五年(一八九二)に東京・神田で生まれました。一高から東京帝大医学部に進み俳誌『ホトトギス』から俳句のキャリアが始まります。その後、昭和医専教授(産婦人科)、宮内省侍医寮御用掛など医師としての仕事を続けながら、俳誌『馬酔木』を主宰しました。代表句をあげるのも難しいほど有名な句がたくさんあります。

馬酔木咲く金堂の扉にわが触れぬ
梨咲くと葛飾の野はとの曇り
高嶺星蚕飼の村は寝しづまり

などは教科書でもおなじみの句です。清新でかつ近代的とされる句風は昭和の俳句を大きく変えたと言われます。昭和五十六年、心不全のために死去、八十九歳でした。

この巨匠が、五十一歳の年、昭和十八年十二月に、慶応大学医学部の学生だった次男、富士郎さんを亡くしています。野球部の練習中に負った眼の怪我のあとに起こった蜂窩織炎の悲劇でした。

繊細な感受性の持ち主の秋桜子がどれほどの打撃を受けたかについては想像に難くありません。しかし、彼はわが子の死についての俳句をその時、ただの一句も発表していないのです。

唯一、六年ほど経った昭和二十四年に「上京の車中、亡き子にいと似たる青年わが前に立てり　一句」という前書きつきで、

その眉に櫨紅葉すぎ松が過ぐ

という句があるだけです。死んだわが子のおもざしに似た青年が車窓を向いて立っています。思わずじっとその顔を見ると外の櫨紅葉や松が眉のあたりに影をつくって過ぎてゆきました、というほどの句意でしょう。

一句だけに、この句の持つ重みはすごいものがあります。残念ながら、私は直接に秋桜子の謦咳に接する機会に恵まれませんでしたので、これ以上男の眼でこの句を鑑賞できません。

秋桜子の長男、水原春郎先生は、大先輩の小児科医で聖マリアンナ医大の教授を先年退かれた方です。そのうちにお時間をいただいて、わが子を亡くした秋桜子が本当にこの一句しか作らなかったのかどうか、この句についての春郎先生の鑑賞などを是非伺ってみたいと思っています。また自分の「死」についての句も見当りません。彼にとって「死」は俳句の題材ではなかったと思われます。

自分自身に迫りくる「死」、それとわが子の「死」の両方を詠んだ俳人の一人としてとりあげてみたいのは石川桂郎（本名一雄）です。私の唯一人の俳句のお師匠さんです。

石川桂郎は明治四十二年に東京芝区三田聖坂で生まれています。家業は床屋でした。幼い時から学業にすぐれ、当時の東京市立一中の入学試験にも難なく合格しました。しかし父親の「床屋に学問はいらない」との一言で、進学できずに家業をつぎました。昭和八年、二十四歳の時、二歳年下の宮本正子と知り合い俳句の手ほどきを受けていま す。宮本正子は九州の退役軍人大佐の娘で、今で言えば「ススンデル」女の子でした。俳人杉田久女のもとに二年ほど行儀見習いということで預けられていましたが、のち、福岡に帰り、睡眠薬を飲み鉄道自殺をします。

桂郎はその後、石田波郷と会い『鶴』の同人に推薦されます。同門に石塚友二がいて、彼を通じて葛西善蔵、宇野浩二、横光利一らとも繋がりを持ち、直木賞の候補にもなったりして俳句と小説の二本立ての生活が続き、後に俳誌『風土』の主宰となります。私が『風土』に入会したのは二十歳の時で、桂郎先生は五十代後半でした。

とてもよくかわいがっていただきました。二年後に『風土』の同人にしていただいて、次の年に、毎日新聞の俳壇特集「師弟競詠」に先生と一緒に作品を発表させていただいたのはとても思い出深い出来事です。

まもなく私は大学を卒業して上京し、聖路加国際病院に就職をします。

桂郎先生が体調をくずされて、まだ新米の小児科医に電話をかけてこられたのは、その頃のことでした。そして結局、聖路加で亡くなられます。当時のことを書いた文章があります。

＊　＊

昭和五十年十一月六日、午前六時、前日受け持ちの患児の容態が思わしくなく病院に泊った私は、当直用の電話でたたき起こされた。やけに寒い。

「こちら内科病棟ですが、先生のお知りあいの石川一雄さんの状態が急変して、血圧も下がっています。連絡先がはっきりしませんので、すぐ来ていただけますでしょうか」

看護婦の声は比較的落ちついてはいたものの、さしせまった感じが伝わってきて、

「すぐ行きます」

とだけ答えて駆け出した。動悸が激しく、当直室のサンダルをひっかけたままの足が思うように前に進まない。頭だけは醒めていて、

――このところ、気道狭窄が急に進んでいたからな。血中の酸素欠乏

と前々からの低栄養状態とがアシドーシスに拍車をかけたか……。それとも何処かに出血でも起こったか――などという職業的な疑問が次次に頭に浮かぶ。

部屋に飛び込んで、内科の当直医と協力してもう息の止まっている桂郎先生の気道を確保し、人工呼吸器をつなぎ、点滴中に強心剤などを入れる。私のたった一人の俳句の師、石川桂郎が死のうとしているのに、心は不思議なほどしんと静まっていた。ただ、ようやく連絡のついた人達が、いよいよの臨終に間にあうことだけを祈った。

蘇生術にもほとんど反応せず、五時間後にご家族や親しい俳句仲間にみまもられて先生は逝かれた。

私が先生に亡くなられてしまった悲しみを実感し、涙がでて止まらなくなったのは、鶴川のお宅での通夜の席で遺影にお目にかかったあとだった。

桂郎先生から病気のことで電話があったのは昭和四十九年十月も終わろうとする頃のことだった。消化剤のカプセルが喉にひっかかるので近くの医院で診てもらったら、ちょっとおかしいと言われた。一度よく聖路加でみて欲しいとの電話だった。数週前の句会で先生にお目にかかった折のくたびれ具合と電話の話から、

――食道癌かもしれないな、困ったな――

とすぐに思った。

バリウムによる食道造影の手配をし、消化器系内科の医長に頼んで予約をとり、十一月七日に受診していただいた。

その時のカルテをみると酒、煙草等、嗜好の欄には、煙草一日三十本、酒はコップに一杯と書いてある。体調が不十分でひかえていらしたのだろうと思う。尿、血液検査で異常はなかった。バリウムによる食道造影が行われた。バリウムを飲み込む動作がスムーズでなく、頸部食道下端の壁にでっぱりと不整な粘膜のヒダが認められた。食道の下の方の部分は、以前に施行された結核の手術によるひきつれのための偏位がみられた。バリウムのひどい味をくどかれた。

食道癌の疑いがより強くなり、十一月十五日にまた再来。耳鼻科の医長が食道鏡を使って生検を行い、癌が確診された。この日のことは、よくおぼえている。

正午近く、検査室の前で待っていると桂郎先生がでて来られた。局所麻酔と検査の大変さとからだろう、顔色がない。

「苦しかったよ。もう二度と嫌だね」

としゃがれ声で言われた。先生をそこに待たせて、耳鼻科の医長に話をきくため検査室に入った。

「食道癌ならば匿さずに言っていただきたいと本人が言っておられたし、何よりもはっきりと病気と対峙しようと落ちついておられるから本当のことを話しました」との耳鼻科医の話で、桂郎先生の顔色は薬のせいだけではないのだと思いなおした。

近くの喫茶店で一緒にお茶を飲みながら先生と話をした。まだ喉の麻酔がぬけないらしく、一口、二口なめるように冷たい紅茶を飲んでおられた。その間も、心の揺れを必死にかくしておられるのがよくわかった。手術は絶対にしたくないこと、抗がん剤による嘔気や嘔吐、それに髪の毛が抜けるのもごめんだと主張なさった。先生はご子息に電話をかけられたのだが、その店にお財布を忘れてしまったことも思い出である。

癌の発生部位がまずかったし、浸潤の範囲もかなり広かった。年齢、体力、本人の希望から、手術は控えられた。

四日後から放射線の照射を始めた。あいにく病棟に空きがなく、はじめの数日間は近くのホテルからの通院治療となった。入院できるようになって、とられた部屋は三階の内科病棟で、二人部屋、先生のベッドは窓側で約一〇〇メートルほどの所に隅田川が望める他はなにもない殺風景な所だった。

一輪挿けふ茶の花をほしと思ふ　　桂郎

十一月二十日の句。

茶の花は白色五弁の小さな花である。入院直後の先生の心境がおしはかれるような気がする。

照射開始後二十日ほどで少し喉の痛みが出はじめた。放射線による火傷である。皮膚も傷つきやすくなるため、鬚をそるのを控えさせられて、先生の顎には白い鬚がたくわえられた。一か月ぐらい経つとバリウムによる造影でも、腫瘍が小さくなってきたのが見られ、自覚症状も喉の痛みを除いては、ほとんどなくなった。

十二月の病院のクリスマスは、それなりに楽しまれた。今年も同じように病院のチャペルではクリスマス礼拝が行われた。小児病棟から教会の中につき出したテラスで子ども達と一緒に白衣とキャンドルの集合をぼんやり見ながら、今年も去年と全く同じなのに……と一種不思議な感慨にうたれた。

最後のお正月は先生の仕事場のある鶴川で過ごされた。帰院は一月三日、少々風邪気味だったものの、すぐ回復なさって、一月十七日には退院できた。退院前の食道造影ではより一層の改善がみられた。

この頃には、現実の厳しさをよくわきまえている私でも、――ひょっとしたら癌細胞が皆、いなくなってくれたのでは……――という期待をもってしまうぐらいだった。

四月に一度自宅の近くで、自転車の子どもを避けて転んで頭を電柱にぶつけたとの連絡があり、神経内科で診てもらったが異常はなかった。

その後、東京句会で数度お会いして、比較的お元気なので安心してはいたが、六月、蛇笏賞受賞式の会場で、

「全身的には快調なんだけどね、何か喉がしみるような気がしてね。ちょっとひどくなってきたんだよ。この忙しさが一段落ついたら、一度検査がてら診察を受けに行こうと思っているんだけど、そうね七月の初旬以後かな」

と言われて七月十日に食道造影と耳鼻科の診察を予約した。この間にずいぶん病状が悪化した。

七月十日の午前中にバリウムの検査をして、ひき続き耳鼻科で診察を受けていただこうと思っていたのに、先生は食道造影後、放射線科の医師から、

「これでおしまいです。もう結構ですから」

と言われて、もうこれでだめなんだと誤解して、そのまま帰宅されるというハプニングがあった。いくら待っていても、耳鼻科診察室に来られないとのことで、私に連絡があり、どうしたのだろうと思っていたところ、その頃、先生のお世話をなさっていたTさんから電話があり、

「見離されたというのは本当なんですか。先生はそう言われて、お友達のところへ出てゆかれてしまい、連絡もつかないのですが」

と、かなり強い口調で尋ねられて、調べて事のなりゆきがわかった。桂郎先生の神経もそうとうにまいっていたのだ。詳しく次第を説明し、誤解をとくためにも、もう一度来院してくださるようにお願いをして電話を切った。

翌七月十一日、むし暑い日で、夕方から小児病棟の花火の会を外でやっている時だった。呼び出されて電話にでると、Tさんからで、「先生が咳をしてひどい熱を出しているんです。近くの病院では、らちがあかないし、救急車に頼んでも、東京までは行ってくれないと言うんです」

とのことで、急いで内科の当直医と相談し、タクシーででも何でも、すぐ連れてくるように指示した。

夜、九時すぎにTさんにつきそわれて先生が来院された。体を動かすのも大儀そうにしておられる。話によると、ここ数日は食物が喉をとおらず咳と熱も昨日からあったのだという。そんな状態なのに、なぜ、昨日来た時に診察を受けていかないのか。

「Tさんもついておられて、そのぐらいのことが、なぜわからないのですか」

と言いたい気持ちをおさえた。熱で上気した顔を苦しそうにゆがめておられる先生をみると、昨日の行動もわかるような気がする。

嚥下性肺炎と脱水の診断で緊急入院。昨日の食道造影で癌が勢いをもりかえしているのは、もうはっきりしていた。点滴で水分が補充され、抗生剤による治療も行われた。二日で下熱はしたものの嚥下困難は続いていた。先生を説得して、嫌がっておられた食道鏡をもう一度だけやっていただいたところ、もう癌は食道の全周を占めてきていた。七月、八月の暑さの中で先生と癌との闘いは続いた。ほとんど何も飲みこめず、点滴にたよる日が続く。

「そばのさし入れがうまそうなので食べてみようとしたが、全然入らない」

「少し食べられるようになったら仕事がしたい」

「うまいものが食べたい」

当時のカルテの中に、先生の叫びが散見される。「手術は無理、化学療法はいや」の先生に残された治療手段は、くりかえしての放射線療法だという。

——前回は、ずいぶん効いたけれど、今回はやれる量も限られている
し、駄目かもしれない——
と思う気持ちをふりはらい、頑張ってみましょうよと先生に話をする。
私は内科医でも、耳鼻科医でも、放射線科医でもないのが、もどかし
い。

八月に入ると鼻の穴からチューブを入れての栄養法を始めざるを得
なくなった。先生はよく耐えた。八月五日のカルテには、
「猿のこしかけを一升ぐらいまとめてのめば……」
と言ったとある。その頃、咳がまたひどくなってきた。気道にまで癌
が浸潤してきたのだろうか。

多勢お見舞いの人が来る面会時間を外して、病室に様子を見にうか

がうのは、いつも夜の九時過ぎぐらいだった。その時刻には、もう昼の暑さに負けてお休みになっておられることが多かった。

その方が、先生のやつれたお顔をまともに見返さなくてすむのが良かった。そっと聴診器をあてると狭い気道を通ってくる息の音が汗ばんだ肌を通して聴こえてくる。耐え難い絶望感と敗北感がおしよせてくる。癌が現代の医学をせせら笑っている。でもこれは私だけの感情。ひたすら放射線に期待をかけ、効果がでてくることを願う。

九月十一日、放射線治療終了。先生の気力はまだ健在で家で仕事をしたいと時々言っておられた。胃へのチューブさえも通りにくくなってきて、胃に穴を開けて直接チューブを入れてはどうかという話がもちあがり、当初、拒否なさった先生も、慣れれば在宅のままでいられるし、鼻からの管よりも苦しくないという説明で承諾され、九月二十九日、胃瘻造設術施行。

長期臥床のため、尿路感染症を併発した。また長い間、ほとんど水だけのような暮らしをしてきた腸にとっては、胃瘻からの栄養物はうすめてもうすめても荷が重く、下痢が続いた。

十月二十七日、桂郎先生より約十か月あまりあとに肝臓癌をわずらった角川源義氏が亡くなったニュースをテレビで見て、一段と気を落とされたご様子だった。

「一時、帰宅できるように内科に頼んでみましょうか」

と申しあげても、

「いや、病院にいますよ」

との答えしか返ってこなかった。

十一月に入ってからは気管への浸潤が激しくなったのか、血痰がみられ、加速度的に呼吸困難が進み、十一月六日未明、昏睡に陥り、午前十一時、亡くなられた。

その後、病理解剖が行われた。

解剖が終り、先生の御遺体を裏口から送り出す頃には時雨もようとなった。解剖台の上での先生の血の色が眼の裏に残っている私には、雨の一粒、一粒が、暗い空から降ってきているのに緑色にキラキラ光ってみえた。

＊　＊

今から二十年以上も前に書いた文章で、何か恥ずかしい気もしますが、とても懐しいものです。
中にあげた一句の他に初回の入院に際しての句には次のようなものがあります。

粕汁にあたたまりゆく命あり

十二月二十四日、桂郎が師と仰ぐ永井龍男が病室を見舞っています。桂郎がたまたま看護婦にすすめられてチャペルのクリスマス・イブの礼拝に加わって病室を空けていた時でした。永井はそのまま、ことづけを置いて立ち去りましたが、それを知った桂郎は大あわてで銀座近くの心当りの店を電話でさがし、ついに彼の居場所をたずねあてて、そこまで出むきます。そしてその店でごちそうになったのが、この句の粕汁でした。「いのち」が実感としてよく伝わってきます。

そして二度目の入院の句、

甘からむ露を分かてよ草の虫

何も喉を通らない。水さえも飲めない状況の桂郎が野の虫に呼びかけた句です。おまえたちが楽しんでいる露は、さぞ甘いのだろうな。ほんの少しだけでも分けて欲しいという桂郎の叫びがきこえます。

一人称の死について、桂郎は、重く受け止め、そして暗い気持ちになってはいますけれども、句のどこかにかすかな光を感じるのは私だけでしょうか。

この一人称の死のとらえ方に比して、彼が昭和十六年、愛する長女を消化不良で失った時の句はとてもかなしいものです。

「七月二十日獨り子の死にあふ」という前書つきの二句があります。

墮ちし蛾のあをあを明くる看護かな
紫陽花や冷えゆく吾子の髪撫づる

一句目。死にかかっている吾子のそばで寝ずの看病をしています。長かった夜も明けようとする頃、枕もとに蛾がおちていました。朝のうすあかりの中で、その蛾が青白く無気味に輝いています。なにか不吉なことを連想させる情景です。

二句目。説明の必要はありません。息をしなくなり、心臓が止まり、医師に「御臨終です」といわれたあと、「かわいそうに」「よく頑張ったね」などの思いをこめて子どもの髪を撫でているのです。そうしている間にも子どもの体はどんどん冷たくなっていきます。窓の外のあじさいの花の質感との微妙なとりあわせが、かなしさをより深く読者に伝えます。

そのあとに「埋骨」の句があります。

かなかなに履く足袋細き思ひかな

子どもと死にわかれた親にとって、とてもつらい作業の一つが埋骨、納骨です。私の知っているご両親の中にも、お骨を手離すことができずに何年も一緒にくらしている方が少なからずおられます。作者も、埋骨の日の朝、とても辛い思いをしているのです。いつもと同じ文数の足袋なのに、うまく足が入らない。もどかしさが悲しみとかさなります。

そしてもう一句「箱根強羅ホテルにて」との前書きのある句。

よその子の歩める霧に立ちどまる

箱根の霧は深いのです。その霧のむこうに自分の亡くなった子の影がうかびます。思わず立ちどまり、そんなはずはないとよく見ると、背かっこうの良く似た他の子だったという句。子を亡くした親の気持ちが痛いほどに伝わってくる作品です。泣き虫の私は、「死」を詠わずにおられなかった桂郎の方を秋桜子と比べ、やはり身近に感じます。

子どもを亡くしたつらい思いが桂郎自身の最後の二年間の生活と句にどのように反映されているか一言で言うことはできません。

しかし彼の一人称の死を詠んだ句を鑑賞する時、若くして子どもを亡くしたことは絶対に勘定に入れて考えなければならないと思うのです。これが男の眼での俳句鑑賞というものなのでしょう。

クリスマス

私の勤務している聖路加国際病院は、およそ百年前に、キリスト教の布教活動をしに日本にやってきた、トイスラーという若いアメリカ人医師によって作られました。だから当然のことながら、病院の真中にチャペルがありました。

五年ほど前、新しい病院が今までの建物の隣にできあがり引っ越しをしましたが、チャペルとその周辺は改修工事をほどこされて、旧館として残っています。新しい病院に比べて古い方の建物には、トイスラー以来、患者さんの治療にあたってきた数えきれない数の医者やナースの心、スピリットがしっかり宿っていたように思います。建物というのも不思議なものです。そこで働いているだけで何か特別なエネルギーを受け取ることのできるような建物が確かに存在します。

この話は、そんな旧館での出来事です。

クリスマスが近づくと、今でもチャペルの祭壇の脇には立派なクリスマスツリーが飾られます。当日はしっかり病院もお休みをしてクリスマスをお祝いします。クリスチャンでもない私までお相伴の休日になるのですから、

——クリスマスっていいな——

と、もみの木の素敵なにおいをかぎながら心の底から思います。

クリスマスからお正月にかけて、どうにか家で過ごすことのできそうな子ども達は、外泊許可をもらって病棟からいなくなってしまいます。ふだんは満員の小児病棟にも空きベッドが目立ち、がらんとした感じになります。

残らなければならない子ども達は可愛そうです。

子ども達のために栄養士さんと調理士さんが腕によりをかけてディナーを作ってくれたりするのですが、ベッドの中の子ども達はおおかたが調子が良くなくて食欲もありません。折角のごちそうも、まったく手つかずのまま配膳室にもどって行ってしまうことが多いのです。

そんな情景に出会うと、すみ江ちゃんを思い出し、すみ江ちゃんのお父さんとお母さんのことを思い出します。ご両親とも敬虔なクリスチャンで、小柄で物静かなお父さんは、当時、ある神学校で英語を教えておられました。アメリカでの暮らしが長かったせいもあったのでしょうが、とても進歩的なご一家でした。十五年以上も昔のことなのですが、白血病になった小学一年生のすみ江ちゃんに病名も治療の方法もすべてわかるようにご両親が話をしてあるということでした。

しばらく順調に経過したものの、残念ながら再発して、その後に私たちの病院に移ってこられました。私がちょうどアメリカから戻ったばかりで、いちばん張り切っていたころでした。むこうでは、子ども達にもきちんと病気の説明をして、小学生の患者さんには治療の同意書にサインをしてもらっていましたし、字のかけない子には、一応わかってもらったあとに○でも△でも自分の好きなマークを書いてもらうというルールがすでに確立していましたので、病名がつたえてあるすみ江ちゃんへの対応について、私自身が苦労することは、そうなかったのですが、病棟のスタッフにとっては初めての体験で、ずいぶんと、とまどいがありました。周囲の子ども達や必死に子どもに病名をかくそうとしていた家族の人達もびっくりしました。

「私、急性リンパ性白血病なの」

と、すみ江ちゃんがだれかに話すたびに大反響、大波乱が起きるのでした。

「すみ江ちゃんの病気は、よく知っている先生なんかには全然めずらしくないし、頑張れば治ることができるものなんだけど、初めて聞く人はびっくりしちゃうと思うんだ。だから、あまり知らない人には教えないほうがいいよ。ゴチャゴチャいろんなこと聞かれるとめんどくさいじゃん」

と、ある日、ビーズに夢中のすみ江ちゃんに言ったら、

「うん、わかった」

とうなずいてくれました。

とても面倒見がよくて、同じ病気の一つ年下の女の子に、「検査の時にあまり痛くなくなるおいのり」というのを教えているのを見かけたことがありました。

頑張りに頑張ったすみ江ちゃんが、最後に具合が悪くなったのは、その年のクリスマスがもうじきのころでした。クリスマスイブのごちそうが運ばれてきても、つらそうな目でちらっとながめるだけです。

「大好物のえびフライよ。いちごもついてるわよ」

お母さんが残念そうに、かなしくメニューの解説をします。

――どうしてこんなおチビさんが、早々と天国へ行かなければならないのか。神様もしっかりしてくれよ、ホントに――

腹立たしく思いながら、大変な忘れ物をしていたことに気づきました。ひどく忙しい日が続いていたもので、すみ江ちゃんと約束してあったクリスマスプレゼントをまだ準備していなかったのです。大あわてで、すっかり暗くなった外へと飛び出しました。

十日ほど前、気分の良い時間に、ベッドの上のすみ江ちゃんとゆっくり「大好きなもの」について話をしたことがありました。

「すみ江はね、青いお空と白い雲が大好き。でもね、一番好きなのはリンゴ」

「……」

「リンゴだよ、先生。真っ赤なリンゴ」

まっすぐに私を見つめているすみ江ちゃんの目を見ていて、涙が出そうになりました。

「リンゴかあ。先生の生まれた町はリンゴの木だらけで、春には、白にちょっとピンクの混じった花がポチポチいっぱい咲いて、それが実になって、秋になると大きなリンゴが、だんだん真っ赤になっていくんだ。とってもきれいだよ」

「へえ、見てみたいな」

「元気になったら、一緒に行ってみようね」

――山形の広い広いリンゴ畑を見せてあげたい――

と切実に思ったのです。

クリスマスイブにはきれいなリボンで飾った真っ赤なリンゴをプレゼントしてあげるからねと、その時に約束していたのです。

近くの果物屋さんで一番きれいなリンゴを買って、緑色のリボンを少しわけてもらいました。

――緑と赤で、ちょうどクリスマスカラーだし、これでばっちり――

と思いました。病棟にもどってリンゴにリボンをかけようといろいろやってみたのですが、どうもうまくいきません。いくらやっても、おたふくかぜのリンゴが緑色の湿布をしているような塩梅になってしまうのです。見るに見かねた婦長さんが、セロファンと緑色の色紙をどこからかもってきてくれました。リンゴの下半分を緑色の紙で包み、セロファンで全体を包んだあとに上からリボンをかけてくれたのです。すみ江ちゃんはもう寝ていました。そっと枕もとに置きます。緑の葉陰でゆれながら熟れてゆくリンゴ。子どもの頃から見なれた風景をふと思い出します。

次の日、ニッコリして、

「ありがとう」

と言ってくれたすみ江ちゃんが亡くなったのは大晦日でした。

その夜、すみ江ちゃんが通っていた三鷹の教会でのお通夜はとても悲しくて寒かったのを昨日のことのように思い出します。

柩のそばに、緑のリボンをかけたままのリンゴが置かれていました。

へそのお

三重県の津に産婦人科を開業している友達がいます。聖路加の研修医仲間で、もともと内科医だった彼は、麻酔科にかわり、最終的には出身大学の産婦人科教室へもどりました。助教授になり、次は教授だろうと思っていた矢先での開業でした。いろいろと考えるところがあったのかもしれません。

「松坂のおいしい肉を食べさせてあげるから、来てよ」

との誘いにのって、はじめてお母さんになる妊婦さん達へ講演をしにでかけました。

講演を終えて肉を食べる前に近くの伊賀上野へ連れて行ってもらいました。松尾芭蕉の生地です。「おくのほそ道」の書き出しを思い出しながら、山深い道を車に揺られます。

「月日は百代の過客にして、行かふ年も又旅人也。舟の上に生涯をうかべ、馬の口とらへて老をむかふるものは、日々旅にして旅を栖とす。古人も多く旅に死せるあり。予もいづれの年よりか、片雲の風にさそはれて、漂泊の思ひやまず……」

――旅っていっても片雲の風にさそわれて出るのと、松坂の牛肉にさそわれて意地きたなく出てくるのでは、えらい違いだな――

などと自嘲の念にかられているうちに、彼の生家なるものに着きました。

裏庭に、ほっとするような小ぶりの句碑がありました。

古里や臍の緒に泣くとしのくれ　　芭蕉

この句は、久しぶりにふるさとの兄を訪ねた芭蕉が、兄夫婦とさまざまな話をしたあと、大切にしまってあった自分の「へそのお」を見せられて詠んだものです。両親はすでに亡く、時はおりしも年の暮れです。すべてのお膳立てがそろっての一句です。

「へそのお」は句の中にもみられるように「臍の緒」と書きます。

そもそも「緒」とは、細いひものことを指します。「堪忍袋の緒が切れた」とか「勝って兜の緒をしめよ」などの例を見れば、なるほどと思いますが、新生児が「へそのお」をぶらさげているのを見ると、「緒」よりも「尾」を連想してしまいます。これは、私の子どもの頃からの思いです。

「臍の緒」は母親の体内で、胎盤と赤ちゃんをつないでいるゼリー状のチューブで、中に臍動脈二本と臍静脈一本が通じています。

生まれ出てしまえば用済みとなり、ある程度の長さを残して鋏で切られます。

「臍の緒」は「臍の尾」のようなあんばいで、しばらくそこに頑張ったあと、水分を失い、乾いて固くなり、一週間から十日ほどで自然に脱落します。

おおかたの産院ではお産の直後、赤ちゃんの腹壁から一センチたらずの所にプラスチックのクリップをかけたあとに切るために「へそのお」には長さがなく、ほとんどかさぶたのように見えます。

その昔、お産婆さんと呼ばれた助産婦さんが、自宅分娩を行っていた時代には、かなりの長さをもってひもで結わかれたあとに切られていたので、それなりの存在感がありました。

乾燥した「へそのお」は、古来、魔除けとして珍重され、桐の箱などに収められ大切に保管されてきました。

その子が大病を患った時などに、ほんの少しずつ削って薬として飲ませたりもしたようです。

芭蕉は、大事に自分の「へそのお」をしまっておいてくれた亡き両親の気持ちに感動したのです。

このことを短く朝日新聞の育児コラムに書いたら、数日後に、とても嬉しいお便りをいただきました。

差出人は国立南和歌山病院院長の森脇要先生。

〈突然、ぶしつけな手紙をさしあげますこと、お許し下さい。先日の朝日新聞、先生ご執筆の「わくわく子育て」欄「へそのお」のはなしを大変興味深く読ませていただきました。と申しますのは、同じく「へそのお」と題したわたしたちの手紙が「Science」に掲載されるとの連絡をうけたところだからです。ゲラ刷りの写しを同封させていただきます。遺伝子診断、遺伝子治療の時代をむかえて、日本人にならい、欧米先進国でも、へそのおを保存する習慣が定着してゆくのではないかと考えています。というわけで、「へそのお」とかかわりをもって以来、へそのおを保存する習慣は日本独特のものなのかどうか、いつからそのような風習ができたのか、など疑問に思ってまいりました。芭蕉の時代にさかのぼることのできることがわかり、先生のご造詣の深いことに敬意をささげる次第です。どうか、これからもご指導をたまわりますようにお願い申しあげます。そして、是非、いちど伊賀上野をたずねてみたいと思っています〉

同封されていたのは超一流のアメリカの科学誌『サイエンス』に載った Heso-no-O；A Gift という一文でした。『サイエンス』と、もうひとつ、イギリスの『ネイチャー』の二誌は、科学者なら一度は論文を載せてみたいとあこがれる雑誌です。

森脇先生の論文の要旨は「コリンエステラーゼ欠損の家系を見つけて、ブチリルコリンエステラーゼに関する遺伝子を探索しているうち、生まれたての赤ちゃんからと、同時に一歳のおチビさんからの採血がどうしても必要となった。親は協力的であったものの、おチビさん達からの採血はかわいそうでいやだと言ってきた。打開策として保存してあるへそのおを使ってみることにして、試してみたら、うまく解析ができ異常がみつかった。たまたま二十年前に生まれた息子のへそのおを保存していた研究仲間がおり、比較分析を行なったところ正常であった。へそのおをとっておくという日本の古い習慣が、これからの科学にとても役立つものであることを強調したい」

というものでした。

お手紙、論文とともに人間の知的好奇心と文化について、さまざまのことを考えさせるものでした。

サヨナラ

勸君金屈巵
滿酌不須辭
花發多風雨
人生足別離

テキサス大学総合癌研究所M・D・アンダーソン病院小児科にいた三年のうち半年余りを実験室で過ごしました。その時のボスはワン先生、中国出身の若いプロフェッサーでした。彼の机の前の壁に、この五言絶句の色紙が額におさめられて飾ってありました。

于武陵という中国の詩人の作品です。井伏鱒二が素晴らしくシャレた雰囲気で訳しています。私の大好きな詩のひとつです。

コノサカヅキヲ受ケテクレ
ドウゾナミナミツガシテオクレ
ハナニアラシノタトエモアルゾ
「サヨナラ」ダケガ人生ダ

武陵の詩の額に気づいたのは、骨肉腫でがんばりにがんばった女の子を看とった日の夕方でした。とても私になついていていてくれたその子に死なれて、ガックリきていましたので、

「サヨナラ」ダケガ人生ダ

の一行がとてもこたえたのです。

ドクター・ワンに話をすると、

「お前は漢詩がわかるのか」

と言って大喜びをしてくれました。「勧酒」という題のついていることの詩から、酒についての話題になり、そして四文字熟語に話題が及び「酒池肉林」と紙に書いたら、彼が、

「うわー、ドクター・ホソヤはすごいのを知ってるな。酒池肉林、酒池肉林」

と半分、顔を赤くしながら、しきりに感心してくれました。どうも中国の人たちにとって、漢字の持つインパクトは相当なもののようです。「酒池肉林」という字だけでも、ポルノぐらいの効果はありそうです。

「日本人は、季節にかこつけてはお酒を飲むんですよ。お正月、お花見などの時のお酒は言うにおよばず、冬のさなかに飲む雪見酒なんていうのまであります」

漢字を紙に書いて説明してあげたのですが「雪見酒」はうまく伝わりません。結局、英語で話をしあったところ、中国風には「観雪飲酒」と書くのだろうということで話がまとまりました。

母方の祖父はお酒が大好きでした。遊びに行くと私を膝に抱いて上機嫌でチビチビやるのが常でした。うろおぼえですが、脇におかれた火鉢にかけられた鉄瓶で祖父は自分でお燗をつけていたように思います。細谷家自家製の凍み豆腐が大好物でした。母が里帰りをする時、寒い季節には必ず、前の晩にお豆腐のうす切りをザルに並べて雪のつもった物干台に置いてガチガチに凍らせて作った凍み豆腐が、お土産の中に入っていました。

鶏肉と凍み豆腐の煮物を食べ、湯豆腐の鍋なんぞをうれしそうにつつきながら、少しずつ酒臭くなっていく祖父と、縁側のガラス戸越しに積もる雪は確かに記憶のどこかに残っているような気がするのです。

ドクター・ワンも、似たような幼児体験を話してくれました。でもあちらの記憶は凍み豆腐ではなくて、お祖父ちゃん特製のペキンダックでした。

「ドクター・ホソヤの故郷は雪が降るんだね」

「ええ、いっぱい降って、雪はきや屋根の雪おろしが、とても大変な仕事です」

「そうか。雪がそんなにたくさんなら、観雪飲酒のパーティーを日本の君の故郷でやろう。ヒューストンは雪が降らないからね」

おいしいペキンダックを作ってあげるからと約束して片目をつぶった彼の笑顔が忘れられません。

テキサスでの臨床研修と研究が一段落して、日本に帰ってくることになったのですが、

「サヨナラは、その日の朝に言うものさ」

と主張して、朝一番の飛行機に乗る私達のために、それはそれは早く起きて「サヨナラ」を言いに来てくれました。

それから間もなくのことです。彼は四十歳にもならないうちに、大腸癌で亡くなってしまいました。

まだ小学生の女の子二人と奥さんが残されました。あれからもう十年以上の月日が経ってしまいました。先年、久しぶりにヒューストンを訪ねたら、奥さんはもう再婚して他の土地へ移り、子ども達も東部の大学へ入ったとかで、ドクター・ワンの家族は一人もヒューストンにはいなくなってしまっていました。

病院の前の庭に、ドクター・ワンの思い出にと、当時の小児科の連中が植えたメモリアルツリーだけが、確実に大きくなっていました。まわりの自然は季節をくり返して止むことをしないのに、人間はほんの短い時間をアクセクと生きているんだなあ、と実感してしまいました。

大切な時間がどんどん過ぎ、大事な人がどんどんいなくなってゆきます。

「サヨナラ」ダケガ人生ダ
――そうなんだろうな――

と思います。

――それならそれで良いじゃないか――

長男も次男も、学校の都合で東京を離れ、長女も、来年の春にはいなくなる予定、三男は高校でアメリカンフットボールに狂って日曜日もほとんど家にいません。みんなが、

「お父さん、遊んでよ」

と、くっついて来たころなど、遠い昔になってしまいました。すでにひそやかな「サヨナラ」を言われ始めているのかもしれません。

もし、今度のお正月に田舎へ帰って、うまく雪が積もっていたら、母にたのんで凍み豆腐を煮てもらい、このところちょっと弱気の父をさそって観雪飲酒をしてみようかなと思いました。

「お父さん」と「お母さん」

去年の暮れに、ある雑誌から一月号にのせるからアンケートに答えるようにとの往復葉書が届きました。「今年楽しみにしていること、してみたいこと」を書けというのです。

カナリー諸島か、どこかの、人のいない静かできれいなビーチに寝ころがって、薄く切ったオレンジをアイスティに浮かべたのをテーブルにおいて、せわしく働いている日本の友達に手紙でも書きたいなと思ったのですが、それではあまりにニューミュージック的です。

この雑誌は田舎の母が、嫁いで以来愛読しているもので、ましてや私は、今回が初登場。のっけから「ゴロゴロ」でもあるまいと思い、ちょっとかっこうをつけてみることにしました。

〈日記をつけてみたいと思っています。一月で五十歳になります。小児科の医者になって二十五年たちます。治らなかった小児がんも今や完全に治る時代に入りつつあります。

ここ数年、そんな子ども達が結婚してお父さんやお母さんになって、子どもをみせながら診察をうけにきてくれるようになりました。そんなうれしいできごとを忘れないためにも〉

そして今年のお正月。気に入った日記帳が見つからないまま十日ほどすぎ、

――来年からにしよう。今年中に素敵な日記帳を探そう――

という具合で、三日坊主どころか、一日も日記などつけないまま計画だおれです。

そのかわりに、私のみていた小児がんの患者さんの中で一番最初にお父さんになった子とお母さんになった子のことをここで書いておこうと思います。

中学二年のO君が右足のひどい痛みで整形外科の外来を受診したのは一九七八年五月でした。その場所に時々おかしな感じがあるのはもう半年ほども続いていたのですが、このところ、痛み止めも効かなくなってきていました。

陸上部の中学二年生のO君が、どんなにドキドキしながら整形外科の外来の診察室に入って来たのか私は知りません。骨肉腫と診断されて小児病棟にO君が入院させられた頃、私はアメリカ合衆国のテキサス州ヒューストンにあるテキサス大学総合癌研究所M・D・アンダーソン病院の小児科に三年あまりの勉強をしにでかけていたからです。

日本では小児科医が骨腫瘍の治療にかかわることなどほとんどなかった頃です。最初に配属されたのが骨腫瘍の部門でした。骨腫瘍を治療した経験のない私は分厚い教科書を何日か徹夜して必死で読みました。研修医を指導するクリニカル・フェローという立場でしたから、知ったかぶりをしなければならなかったのです。毎日毎日が冷汗の連続でした。四か月の骨腫瘍部門の勤務が終り、ようやく骨腫瘍が判ってきたなと思うくらいの時期に、聖路加の小児科のE先生から手紙をもらったのです。

E先生は私の前のエッセイ集にも登場してくるおなじみの善人代表のような小児科医です。五年ほど先輩の私は、彼の結婚式に招ばれてスピーチを頼まれた時に、いかに彼が善い人なのかについて、私の引っ越しの時のエピソードを紹介してじっくり話させてもらいました。

十五年ほども前になります。アメリカから帰って、とりあえず親戚が見つけておいてくれた借家に住んだものの、一番下の子が生まれて家もせまくなり、近くにもう少し広めの家をみつけて暮れに引っ越しをすることになりました。その頃、E先生は、友人の病院を手伝うということで聖路加病院はやめてしまっていたのですが、なにかの用事で、ひょこっと顔を出した折に、私はうっかり引っ越しのことを話してしまったのです。

巣鴨のとげぬき地蔵にひんぱんにお参りをし、回診のおわりには必ず病気の子にむかって合掌するE先生が方角、気学にもうるさいのを良く知っていましたから、転居などについて余計なことを言うと面倒なことになると思ってはいたのですが、不思議なことに顔をみたら、つい口をすべらせてしまったのです。

「あー、そうですか。いつ引っ越されるのですか」

引越の日を聞いて深くうなずいて黙って帰っていったので私はちょっとホッとしました。でもその夜にやっぱり電話がかかってきたのです。

「Eですが……、今のお住まいの正確な住所と、今度の新しい住所を教えていただきたいのですが……」

電話のむこうでガサガサ音がします。何だろうと思って聞いてみると、帰りがけに本屋さんに寄って目黒区の地図を買ってきたのだそうです。

――困ったぞ。ダメって言われたって今さら変更は難しいし……――

覚悟を決めて住所を教えると、ちょっと間があってから、

「あー、大丈夫ですね。先生の予定しておられた通りに、今年中に新しい住所にかわるのがいいです」

自信にあふれた彼の答えにこちらは一安心です。もうすでに両方の家の大家さんに話がつけてあって、お金の精算もすんでいたのです。

でも、これでおわりではありませんでした。十五分ほどして、また

E先生から電話です。

「先生、すみません。分度器をあてて方角を測った時に、どうもちょっとずれたらしくて、測り直したらちょっと違うんです」

「えーっ、何が違うの」

「あの方角は来年の三月までは、絶対に行っちゃいけないんです。待たなきゃだめです」

「でも、もういいよ。新しい方の家賃だって来年の一月から払ってあるんだよ。両方の家賃払ってたら餓死しちゃうよ、俺たち」

「お金の問題じゃありませんよ」

「でも……」

「お金ないんですか。なかったら私がお貸しします」

――アーア、こんなふうになるような気がしたんだ――

と思ってもあとのまつり。E先生の心配におし切られ、結局、餓死しそうになりながら、翌年の初めの二か月ほどは、二軒の家を借りてしまいました。E先生は、松の内に、お年始をかねて旧居に偵察にきました。

「いやーっ、先生がここにいて安心しました」

本当にうれしそうにニコニコしているE先生を見て、こちらも何だかうれしくなったという話です。

そんなE先生が小児科医になったばかりの年にO君を受け持たされたのです。

右の膝下のあたりが赤くなって腫れています。おしてみると痛みもあります。

レントゲン写真では脛骨の膝よりの部分が壊されたようになって抜けています。血管造影でもその場所に腫瘍があることがわかりました。手術が行われました。膝関節の上から右足は切断されました。今でこそ、様々な術式が工夫されて、できるだけ残せる部分を残す方法がとられていますが、その当時は骨肉腫の患者さんの命を救うことすら難しかったのです。

二十年も昔のことです。探してみたのですがカルテは要約の部分だけを残して処分されていました。中学二年の男の子にどんな説明をして手術をしたのかを、その当時の先生に聞いてみたのですが、みな、はっきりとおぼえていません。E先生は、

「手術室から帰ってきて、右足の膝上から下がなくなっているからといってO君がパニックになったりしたという記憶はありませんから、きっと病気で足を切らなければならないという説明は術前にされていたのだと思います」

と答えてくれました。親切の権化のごときE先生でもその程度、まだまだそんな時代だったのです。病名はもちろん、病態のくわしい説明も決して十分ではなかったはずです。そして苦しくてつらい化学療法が始められました。O君の気持ちを思いやるとこちらの胸がいたみます。

アメリカにいる私に最新の治療法についての問い合わせがE先生からきて、すぐ折り返しで返事を出すことが何回か続けられました。インターネットなど影も形もなかった時代です。

「本人が『薬は死んでもイヤだ』と言うのですが、化学療法は、まだどうしてもやらなければならないものでしょうか」

やさしいE先生らしい手紙です。

「化学療法をやらないで手術だけでの生存率は二割程度です。やれば六割ぐらいは治せるはずです。がんばらせて下さい」

私の手紙を読んでE先生はO君を励ましてくれました。O君の治療は私が帰国してからもしばらくは続きました。そして高校生になり大学生になり、卒業してコンピューター関係の会社で働き始めました。

百八十センチほどの長身のO君の歩き方はとても見事で義足であることを感じさせません。二十七歳で素敵な人をみつけて結婚しました。

二十九歳でお父さんになりました。

「長男が生まれました」

感激的な報告でした。

おたがいにがんばって小児がんと闘った末での赤ちゃんの誕生。私にとって日本で経験した第一号の二世です。O君もうれしそうでしたが、私もとてもうれしかったのです。O君の外来のカルテにニコニコ顔の赤ちゃんの写真がはってあります。お父さんにも似ているけれど、やっぱりお母さん似かもしれないなと思います。

生まれたことを知らせにきた日は、たまたま病院がやっている地域の人への公開講座がある日でした。ちょうど私が赤ちゃんの話をすることになっていました。O君は夕方まで病院に残って私の下手な話をきいて帰ってくれました。とてもうれしい思い出です。

その子ももう五歳になり、下に弟が生まれ、妹が生まれ、昨年の暮れには、またもう一人赤ちゃんが生まれたはずです。近々お祝いの電話をかけて男の子だったのか、女の子だったのか聞いてみようと思っています。


次は第一号のお母さんの話です。

Yちゃん。すでに帰国していた私が直接、はじめからしっかりかかわったのでよくおぼえています。

Yちゃんが私達の病院に移ってきたのは小学六年生の時でした。

その年の五月から六月にかけてYちゃんは何度も熱を出し、若年性関節リウマチをうたがわれて近くの市立病院への入院をくり返しました。もしやと思い骨髄穿刺が行われました。結果は急性リンパ性白血病でした。二か月ほど治療されたら、八月末に突然右足が動かなくなり、意識がおかしくなり自分がどこにいるのかもあやふやになり、九月一日には右手も動かなくなりました。脳のCTをとると、左側の脳に梗塞のような変化が見られました。血が通わなくなっている部分があったのです。その後意識がなくなって、丸一日、昏睡状態が続きました。それから少しずつ良くなり一週間ほどで歩けるようにはなったものの、ご両親は心配でいてもたってもいられずに、私たちの所に転院を希望して相談にこられました。

転院してきたYちゃんはとっても可愛い女の子でした。神経症状もほとんど軽快してきていました。入院して二週間ほどするとCTの異常も消えて、白血病の治療も順調に進み始めました。

その頃ひとつ問題が起こりました。他のクラスの担任が、ホームルームで、

「この学校の子で急性白血病になったのがいる」

と言ってしまったというのです。お友達はみんな、当然Yちゃんが、その子だと思ってしまっています。全部、本人に話してしまおうかという提案がされましたが、これをやるのはご両親にとってまだまだ大きな冒険でした。

こちらはできるだけ早く学校生活に復帰してもらうためにも外泊を多くする方針でいましたが、それすらもお母さんはこわがるほどだっ

たのです。お母さんは急に半身麻痺が起こったりする現場に居あわせてそれを目のあたりにしたのですから、これも仕方のないことです。

入院してから一か月を過ぎた頃に、私から本人に、血球の種類とか血液の役割とかを説明したあと、Yちゃんの病気が、どんなものかを詳しく話すことにしました。病名はあまりにインパクトが強いからという理由で積極的には言わないことにしました。病気の実態を知っていれば、万が一、自分が白血病だということを他人から知らされても、そんなに大きな衝撃はないはずだと考えたのです。

Yちゃんはこちらの話をよく聞いてくれました。

病棟での受け持ちのO先生が、退院の前に、Yちゃんが、私の言ったことをどれくらい判っているのかをチェックしてくれました。

「Yちゃんは自分の病気がどんなものか知ってる？」

「血液を造っている骨髄という場所で、役に立たない細胞が増えて、普通の血液ができなくなってしまう病気らしいよ」

パーフェクトです。でもまだ「病気らしい」というあたりに本人の病気への関心のうすさがうかがわれるなとO先生と話をしました。

その後は外来と病棟をいったりきたりしながらYちゃんはどんどんお姉さんになって行きました。

その頃、病院にはまだ訪問学級もなく入院するということは勉強の遅れを意味したのですが、Yちゃんは大丈夫でした。お勉強もよくできたのです。一番いやなことは化学療法で髪の毛が抜けることでした。髪の毛を洗うのが嫌いになりました。それとお母さんに、

「しっかり食べなきゃ、だめよ」

と言われるのが負担でした。スパゲッティ、シチュー、カツ丼などは一応好物だったのですが、生来、食べることに余り熱中しない子だったのです。

Yちゃんは中学生になりブラスバンドでフルートを始めました。成績も女子で一番、嫌いな数学も悪い点数ではありません。

お父さんがつきそって外来にくることもよくあったのですが、この頃からYちゃんはお父さんの前で診察されるのを恥ずかしがるようになってきました。あたり前の話なのですがお父さんの眼にはいつまでもチビに写るらしいのです。お母さんを通して言ってもらうことにしました。

中学を卒業し、目指す都立高校に入学してまもなく治療も完了しました。Yちゃんは看護婦さんになる決意を固めました。看護大学になるか看護短大になるかは今後のでき次第ということでした。看護婦さんになる勉強を始めたら、まだ言ってない病名もたちどころにわかってしまうだろうと、皆が思いました。

お母さんに聞くと、

「もし、自分の病気について病名その他で聞きたいことがあったら先生でも看護婦さんでも、聞きやすい人に質問してみなさいって言ってあるんです。でも聞いてこないということは、もう本人は知っているんじゃないかと思うんですけどね」

何だか、とてもおちついています。そして、

「聖路加看護大学を卒業して細谷先生と働くのが夢みたいです」

とうれしいことを言ってくれました。

結局、推薦でT医療技術短大が受かって、そちらに行くことになりました。

入学前にご両親とYちゃんをよんで私と看護婦さんとみんなで話し合いの会をもちました。

Yちゃんも、白血病だろうと思っていたから、そんなにおどろかなかったらしいのですが、お母さんが説明の前に一番おちつかずウロウロしていたのが印象的でした。

「病気のことを話せる友だちができたの」

ある日、Yちゃんがおしえてくれました。白血病の子ども達も参加するキャンプにボランティアとして参加したり、勉強の他にもいっぱい色んなことをやりながらYちゃんは二十歳になり、学校のそばで一人暮らしを始めました。そしてついに看護婦さんになってくれました。私達の病院に勤めてくれることにはなったのですが、第一希望は内科とのこと。

「あれ、先生と一緒に小児科で働いてくれるんじゃなかったっけ」

「へ、へ、へ」

軽くふられてしまいました。そして彼女は内科から内科外来へと移りながら、五年間も働いてくれました。そしてある日、

恥ずかしそうに、

「結婚するんです。子どもも生まれるんです」

と言ってきました。

「よかったね。オレから大丈夫って言われてても、ちゃんと妊娠するかどうか心配だったろう。お母さんも、とても心配していたから……。大喜びだろう。できちゃった結婚でこんなに喜ばれることって、そうないぞ。オイ」

「でも、先生、母からは、とてもおこられました」

「アー、お母さん、真面目だからね。でも、おばあちゃんになったら大喜びさあ」

Yちゃんの結婚式は、ちょうど、先約で講演会か何かが入っていて出席できませんでした。そして、赤ちゃんも、聖路加はご実家から遠いし、お産の費用が大変だからといって、近くの産院で産んだので、私もまだ実物は見せてもらっていません。そのうち赤ちゃん健診に来てくれるはずです。楽しみにしています。

あとがきにかえて

去年の柿は今までにないおいしさでした。柿が大好きです。富有柿、次郎柿、筆柿、平種柿、どれもおいしくて、良いネーミングです。

　柿うましそれぞれが良き名を持ちて　　暁々

＊　＊　＊

去年の秋の終りの頃、柿をたべている時に、今までにない気持ちになりました。
――来年も、できれば、このおいしい柿を食べてみたいな――
と思ったのです。

人生五十年とか言われてきました。たしかに今よりも平均寿命は短かかったのです。それに加えて五十歳ぐらいになると、いつ死ぬかわからない、いつ死んでも大丈夫なように、少しずつ心の準備をしておくようにと昔の人はいましめたのでしょう。

＊　＊　＊

先日、田舎の生家に帰った時のことです。母にお茶を入れてもらって、ソファに寝ころがってぼんやりしていました。

お行儀の悪い話ですが、妹から宅急便で届いたおせんべいをそのままの恰好でかじっていました。麩せんべいとでもいうのでしょうか。ふかふかの赤ちゃん用のおせんべいのようなものに、うすくお砂糖がかけてある上品なお菓子でした。

うすあまいおせんべいが、口の中で溶けていく感触を楽しみながら、
――死ぬ時に、こんなお菓子をたべられたらうれしいな――
と思いました。

＊　＊　＊

そんな自分の思いがけない心のうごきと生きてきた五十年という時間の長さにすなおに驚いてしまいました。

一九九八年正月

本書は、株式会社岩波書店のご厚意により、岩波現代文庫『小児病棟の四季』を底本といたしました。

細谷亮太（ほそや　りょうた）
一九四八年、山形県に生まれる。小児科医。東北大学医学部卒業後、聖路加国際病院小児科勤務。一時、米国テキサス大学総合癌研究所M・D・アンダーソン病院勤務ののち、聖路加国際病院にて小児科部長、副院長等をつとめる。著書に『パパの子育て歳時記』『おめでたを知ったあなたへの手紙』『川の見える病院から』、句集『桜桃』など。

小児病棟の四季
（大活字本シリーズ）

2018年５月20日発行（限定部数500部）
底　本　岩波現代文庫『小児病棟の四季』
定　価　（本体3,300円＋税）
著　者　細谷　亮太
発行者　並木　則康
発行所　社会福祉法人　埼玉福祉会
埼玉県新座市堀ノ内３―７―31　〒352―0023
電話　048―481―2181
振替　00160―３―24404
印刷製本所　社会福祉法人　埼玉福祉会　印刷事業部

ISBN 978-4-86596-237-6